中学生の質問箱

# 心の病気ってなんだろう?

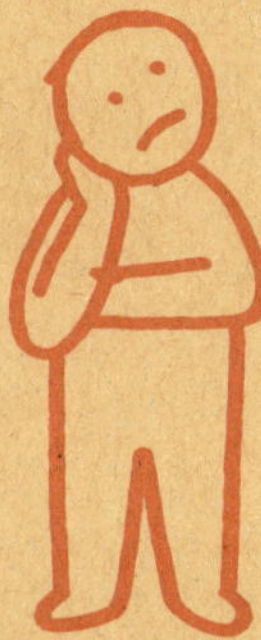

松本卓也

平凡社

私たちの生きる社会はとても複雑で、よくわからないことだらけです。困った問題もたくさん抱えています。普通に暮らすのもなかなかタイヘンです。なんかおかしい、と考える人も増えてきました。

そんな社会を生きるとき、必要なのは、「疑問に思うこと」、「知ること」、「考えること」ではないでしょうか。裸の王様を見て、最初に「おかしい」と言ったのは大人ではありませんでした。中学生のみなさんには、ふと感じる素朴な疑問を大切にしてほしい。そうすれば、社会の見え方がちがってくるかもしれません。

中学生の質問箱

# 心の病気ってなんだろう？

もくじ

# はじめに

こんにちは。僕は、精神科医としてクリニックで診療をしながら、大学で学生たちに心の病気について教えています。なかでも、「精神病理学」と言って、心の病気の患者さんが実際にどんなふうに感じているのか、どんなことで困っているのかについて考える研究を行っています。

この本では、一緒に心の病気について考えていこうと思っています。

さて、さっそくですが、あなたはどうしてこの本を手にとってくれたのでしょうか？家族や友だちに心の病気の人がいて、その人のことをもっとよく知りたいと思ったからでしょうか。それとも、あなた自身がどこか調子が悪い、何かがおかしいと思っていて、それが心の病気なのかどうかを知りたいと思ったからでしょうか。たんに、人間の「心」や「精神」のことについて学んでみたい、と思った人もいるかもしれませんね。

心の病気は、体の病気とは少し違って、どこか「わかりにくい」、「謎めいた」印象がありますね。あなたが心の病気について知りたいと思ったのも、ひょっとしたらそのせいかもしれません。

じつは、心の病気は、その病気になる患者さん自身にとっても、どこか「わかりにくい」、「謎めいた」ところがあるようです。昔に比べると、心の病気についての情報は手に入りやすくなりましたが、それでも実際に病気になってみると「わからない」ことがたくさん出てきます。僕がクリニックで出会う患者さんのなかにも、「どうして急にこんな状態になってしまったんだろう」、「これから自分はどうなってしまうんだろう」と途方に暮れた様子の人がいます。

この本では、最初に心の病気について全般的なことを話したあとで、心の病気をひとつひとつとりあげて、心の病気を「わかる」ための手がかりを提供したいと思います。

心の病気のことを少しでも「わかる」ようになることは、病気の人に対する偏見《へんけん》や差別をなくすことにつながりますし、その人らしさを尊重するためにもとても大事なことです。そして何より、心の病気がどういうものなのかを知っておくことは、あなたが病気になったときに、自分にどんなことが起こっているのかを「わかる」ためにも役立つように思います。

# 第1章

# 心の病気ってどういうもの？

# 1 どうやって心の病気をわかるの？

――心の病気って、なんだか難しそう。

そうですね。まずは、心の病気と体の病気はどのように違うのか、というところから話を始めましょうか。

癌《がん》や高血圧など、体の病気はたくさんあります。体の病気のひとつの特徴は、その病気を何らかの客観的な方法で見ることができるということです。たとえば、ケガをしているということは、体の表面を見ればわかりますね。表面には傷ひとつない場合でも、レントゲン写真を撮ると骨折していることがわかることがあります。

肺炎は、レントゲン写真を撮ると肺が真っ白に映っていることでわかります。頭のＭＲＩの写真を撮れば、脳の血管が詰まる脳梗塞《のうこうそく》や、脳の血管から出血する脳出血を見ることができます。癌もそのような画像をつかった検査によって見えるようにすることができますし、高血圧も血圧計という機械をつかうことによって数字で見えるようにすることができます。

つまり、体の病気にかんしては、その病気を見えるようにするための客観的な方法があって、その方法をつかえば、その病気があるのかどうか、その病気がどれくらい重症なのかがわかるのです。これが体の病気の特徴です。ここから考えを進めてみましょう。

「客観的な方法をつかって物事を見えるようにする」ことは、見たものを「対象にする」ということです。英語では、「対象」という名詞は「object」で、「客観的」という形容詞は「objective」です。そして、何かを「対象にする」ということは、その対象を「操作」できるようになるということです。人間は、よくわからない「何か」を操作することはできませんが、「対象」として捉《とら》えることができたものは、操作することができる可能性がでてくるのです。

## ――「対象にする」ってどういうこと？

たとえば、郊外の景色のいい川辺に行って、「いい眺《なが》めだなあ」と思ったとします。漠《ばく》然《ぜん》とそう思っているかぎりは、川の流れを操作することはできません。でも、「ダムをつくろう」という目的をもって川を眺めるとどうでしょうか。水の流れがどれくらいなのかを測定しようと思うでしょうし、せき止めるとどれくらいの水が貯まるのかを計算しようとするでしょう。

たんに川辺に行って「きれいだなあ」と見ているときは、そこには「自然」があるだけであり、「対象」はありません。その「自然」に対して、ある目的をもって客観的な方法で見るようになったとたんに、同じ水の流れが、「対象」としてあらわれてくるのです。そして、人間は、ダムをつくるように、「対象」として捉えた「自然」を操作することができるようになります。

血圧を例にとって説明しましょう。

血圧は、血液を心臓から送り出すさいの力のことです。心臓のあたりに手を当てたり、自分の手首の親指側を押さえたりすると、「ドクドク」と動いていることがわかりますね。この力を、血圧計という客観的な方法をつかって数値化したものが血圧です。

正常な血圧（収縮期血圧）は100～129 mmHgであると言われています。手首など身体の表面を触って脈拍を感じることができるのは、血圧が70 mmHg程度ある場合ですから、手首を触って脈が感じられなければ、血圧がかなり下がっているということです。

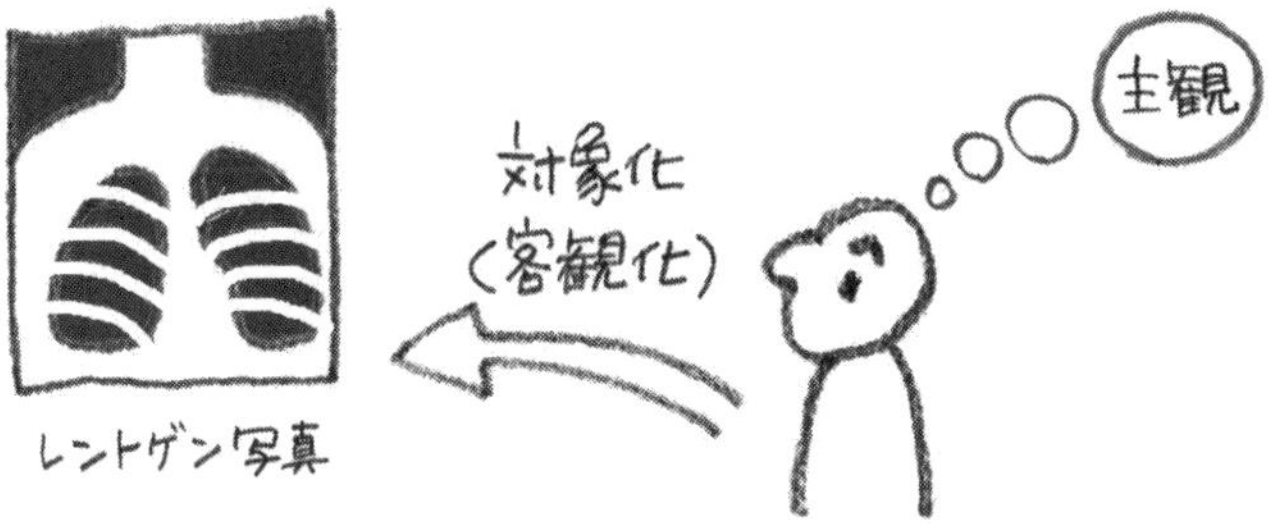


さて、血圧は、「心拍出量×末梢《まっしょう》血管《けっかん》抵抗」に等しいことがわかっています。「心拍出量」は心臓から送り出される血液の量のことで、「末梢血管抵抗」は血液が流れていく先の血液の流れにくさ（血管の締《し》まり具合）のことです。

血圧という「対象」がはっきりすると、血圧を操作することもできるようになります。

血圧を操作する方法は、水やりのホースの水圧を操作するのと同じ方法です。水がチョロチョロと流れているホースを、水がビューッと勢いよく出るようにする（水圧を上げる）ためには、２つの方法がありますね。１つは、蛇口をひねって、流れる水の量を増やすという方法です。そうすると、ホースの先から水が勢いよく出るようになります。もう１つは、ホースの先をギュッと押さえる方法です。そうすると、やはり水が勢いよく出るようになります。このようにして、水圧を高めることができます。

血圧で言えば、「心拍出量」が蛇口から出てくる水の量であり、「末梢血管抵抗」がホースの先の締まり具合であると考えてください。蛇口をひねって流れる水の量を増やすことは、心拍出量を増やすことに相当しますから、血圧は高くなります。ホースの先をギュッと押さえることは、末梢血管抵抗を上げることと同じですから、血圧は上がります。

たとえば交通事故で多くの血が失われていて、放っておくと死んでしまう状態で病院に運ばれてきた人がいたとします。血圧を測ると、50 mmHg くらいだったとしましょう。すぐに血圧を正常近くまで戻さないと、大事な脳に血液が届かなくなってしまいます。

では、血圧を上げるためにはどうすればいいでしょうか？　水やりのホースの例と同じで、2つの方法があります。1つは、ホース（血管）の中を流れる水の量を増やす方法でした。たとえば、急いで点滴をつないで体内に水分（生理食塩水のようなもの）を入れると、心拍出量が増えて、血圧が上がってきます。もう1つは、ホースの先（末梢血管）をギュッと締める方法でした。たとえば、「ノルアドレナリン」という薬を投与すると、末梢血管がギュッと締まって、血圧が上がります。

こういうふうに、人間は心臓や手首の「ドクドク」を「血圧」として「対象」にすることによって、それを操作することを可能にしています。医学は、体の病気をこのように「対象化」＝「客観化」することによって、検査や治療を行っているのです。

では、心の病気の場合はどうでしょうか？

心の病気の場合、体の病気と違って、「対象化」＝「客観化《きゃっかんか》」されたものだけでなく、「主観《しゅかん》」的なものも取り扱わなければなりません。「客観」と「主観」という2つのものは対立することもあります。

## ——「客観」と「主観」が対立？

「客観」は、「客観的」という言葉が示すように、「ほかの人からもそのように見える」ものです。「主観」は、「きみの意見は主観的なものにすぎない」と言う場合のように、「ほかの人からはそう見えないが、自分だけにはそう見えている」もののことです。

たとえば、心の病気では「幻覚《げんかく》」や「妄想《もうそう》」などの症状が出ることがあります。幻覚とは、ほかの人には見えないものが見えたり（幻視《げんし》）、誰もいないのに何かしゃべっている声が聞こえる（幻聴《げんちょう》）という症状です。幻視や幻聴は、客観的には「ない」ものが、その人の主観にとっては「ある」ということです。また、ある患者さんが、「自分は政府に狙《ねら》われている」という妄想をもっていたとします。客観的に考えれば、そんなことはあまりなさそうだと思いますよね。しかし、その人の主観にとっては、それは「正しい」ことなのです。

これが、「客観」と「主観」とが対立するということです。そして、心の病気の人に対して、「客観」だけを重視してもあまりいいことはありません。患者さんが「幻覚があって苦しい」と言っているときに、治療者（精神科医やカウンセラー）が「客観的に見てそんなものはありません」と言っても、その患者さんはもうその治療者のところに来なくなるだけです。

さらに言えば、いつも「客観」が正しくて「主観」が間違っているとは考えないほうがいいと思います。幻覚や妄想のような心の病気の症状は、客観的には間違っていると思われがちですが、ちゃんとそれぞれの患者さんの「主観」が重視されなくてはいけません。

## ——どういうこと？

たとえば、「誰もいないのに声が聞こえてくる」という話を患者さんがしたとします。こういう話を聞くと、「ああ、幻聴だな」と思いますね。では、この患者さんが聞いている声は、まったく意味のないものなのでしょうか。

ちょっと想像してみましょう。

この患者さんが会社勤めの人で、毎日のように、怖い上司に「なんでこんな簡単なこともできないんだ」と怒鳴られていたとします。そんなことがつづいたある時期から、家に帰ってもその上司の怒鳴り声が聞こえてくるようになったのだとしたら、どうでしょう？

たしかに、客観的には「そんな声は聞こえていない」と言うことができますが、本人にとってはその声は強烈なリアリティをもったものとしてあらわれているのだと想像できますよね。だとすれば、そういうことが起こってもそんなに不思議ではない、ということになります。だから、この幻聴がすべてまったく根拠のないものであるとは言えません。

あるいは、この患者さんは、飼っていたネコが死んでしまったあと、そのネコの鳴き声が聞こえるような気がする、ということを言っているのかもしれません。

心の病気では、客観と主観が対立することがありますが、主観のほうにも、しっかりとしたリアリティがあるのです。

この主観的なリアリティを無視すると、心の病気の治療はできません。「きみの意見は主観的なものにすぎない」と言う治療者のところには、誰も行きたくないでしょう。また、このような幻聴について話したときに、治療者からすぐさま「上司からパワハラを受けた人のうち（ペットをなくした人のうち）何％かはあなたのような状態になりますよ」と簡単に言われてしまうと、なんだか自分の話をちゃんと聞いてもらえていないような気がしますよね。それは、自分の主観的な話が、客観的なデータの話にすり替えられてしまったように感じるからです。

体の病気の場合は、「対象化」＝「客観化」することによって治療（操作）できるようになるのに対して、心の病気の場合は、主観的なものを主観的なまま扱うことによって治療を行う。これが、心の病気と体の病気の大きな違いです。

もっとも、同じようなことは体の病気にも起きることがあります。たとえば、「あなたは癌です」と告知されたら、誰でもショックを受けますね。医師にとっては、患者さんの体の中にある癌は「対象」ですから、手術をして取り除くという操作ができるし、化学療法とか放射線《ほうしゃせん》療法などの操作によって治療できるものとして見えています。

けれども、患者さん本人は、「あなたは癌です」と告知されることによって、「自分の人生はもう終わりだ」とか「今後どうなってしまうんだろう」という気持ちになることがあります。どれだけ病気が客観的なものでも、本人の受け止め方には主観が入り込んでくることがあるのです。実際、癌の患者さんには「うつ病」のような状態になる人もいます。

ですから、「体の病気だから心の病気とは関係ない」「体の病気だから主観的なものは関係ない」というわけではないのです。

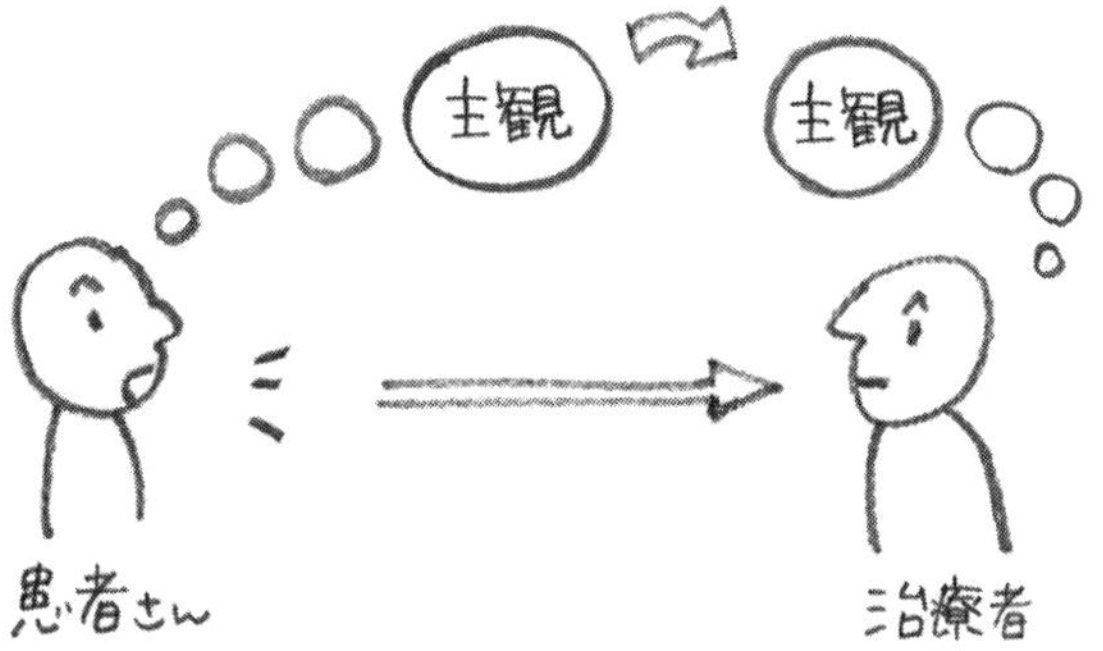


**――体の病気と心の病気は完全には分けられないんだね。**

自分の体の病気を受け止めるのは自分の主観ですから、体の病気が心の病気につながっていくこともあるのです。

体の病気と心の病気の違いをもう1つあげておきましょう。体の病気は自分の存在と切り離して考えることが容易《ようい》であるのに対して、心の病気は自分の存在と切り離して考えることがなかなかできません。

たとえば高血圧の持病《じびょう》がある人は、「私は高血圧という病気をもっている」と言うことができます。英語だと「have」をつかって「I have ◯◯」です。「もっている」ということは、

「私は今このペンをもっています」というのと同じで、「私はペンを持っているけど、私とペンは別の存在である」という意味です。体の病気のほとんどは、そのような病気として考えられています。

一方、心の病気はほとんどの場合、「私は今この病気をもっています」ではなく、「私はこの病気です」という言い方のほうが適切なものとして考えられがちです。英語では「be動詞」をつかって「I am ○○」です。本当は、心の病気でも「I have ○○」と言えればいいのですが、なかなか難しい場合が多いですね。

この違いは、心の病気が人間の「主観」の部分にかかわる病気であることに由来するのでしょう。主観は、「I（私）」そのものと関係していますから、その部分の病気は、「I am ○○」という言い方で表現されやすいのです。人間の心の機能に病気が起こるということは、「自分がどんな人間なのか」という自分自身についての認識にかかわってくるのです。

## ――心の病気になったら自分が変わってしまうの?

変わってしまうとも言えますし、変わらないとも言えます。それは、心の病気を自分でどのように受け止めるかということにもよりますし、病気になることによって自分の性質をはじめて知ることができる場合もありますから。

さて、心の病気の人が、病気のことを誰かに相談するには、精神科や心療内科、あるいはカウンセリングルームへ行くことが多いと思います。心の病気はその人の主観にかかわることなので、客観的なものを扱う体の病気とは違う方法で心の病気を診察します。もちろん、精神科や心療内科でも体の診察をすることはありますが、とくに患者さんの主観的な体験を聞いて、そこから診断や治療をしていくのです。

ここで問題になるのは、医師やカウンセラーは患者さんの主観をどのようにしてわかるのか？　ということです。

## 患者さんの主観がわからないと診断も治療もできない

自分の主観は自分だけのものですね。ほかの人が何を考えているか、どう感じているかなど、ほかの人の主観はなかなかわからないものです。けれど、心の病気を診る精神科や心療内科では、患者さんの主観がわからないと、診断も治療もできません。

さらに、心の病気では「自分の主観自体が自分にとって謎としてあらわれる」ということもあります。「自分の考えていることは、自分がいちばんよくわかっている」とよく言われますが、心の病気になると、自分の主観的な体験それ自体が、自分にとってよくわからないものになってしまうことがあるのです。

たとえば、第2章の4でとりあげる「強迫症《きょうはくしょう》」という心の病気では、どれだけ手を洗ってもどうしても手が汚れている気がしてしまい、何度も手洗いをつづけてしまう、という症状が出ることがあります。まわりの人は、「あなたの手は汚れていないよ。さっきも洗ったでしょう」などと言うかもしれませんが、じつは患者さん本人も、「自分の手がさっき洗ったばかりで汚れていない」ことはよくわかっているんです。頭では理解している。でも、自分の主観的な体験としては、「自分の手は汚れているんじゃないか」という不安がどうしても拭《ぬぐ》い切れない、そういう状態になっているのです。このとき、患者さんは自分の主観的な体験に苦しめられていて、自分で自分の主観をコントロールすることができなくなっているのです。

患者さんは、ときにはこういう状態になっているにもかかわらず、他人である治療者に自分の主観をわかってもらわなければ、きちんと診断されないし治療も受けられない、という難しい状況に置かれています。自分が自分の主観のことをよくわかっているなら、それを他人に伝えることなら、まだできそうですが、自分でもよくわからない自分の主観をほかの人に伝えるというのは、たいへん難しいことです。

**――ほんとだ。どうするんだろう?**

心の病気を扱う科学である精神医学は、まさにこの「ほかの人の主観をどうやったらわかるのか?」ということを考えてきました。

今のところ、その方法は3つあると考えられています。

1つめは、精神科でもっとも一般的に使われている方法で、「了解《りょうかい》(わかる)」という方法です。これは、「感情移入《かんじょういにゅう》」とも少し似ています。自分の目の前の患者さんの立場になってみる、あるいは比喩《ひゆ》的な意味で「その人の靴《くつ》に自分の足を入れてみる」という仕方で、相手のことを「わかる」ことを試みる方法です。

たとえば、ある患者さんが、「自分の手が汚いんじゃないか、とどうしても思ってしまう。そのせいで手洗いが止まらなくて、自分でも煩《わずら》わされている」と話してくれたとします。この体験を、治療者の側が自分の心のなかに「ありありと描き出してみる」のです。

もちろん、「自分の手が汚いんじゃないか」という気持ちが起こってくるということには、すぐには感情移入できないでしょう。けれども、いったん、「自分の手が汚れているんじゃないかという気持ちがどんどんあふれてきている状態」を頭のなかに思い描いてみます。自分の手がすごく汚れている、ヘドロみたいなものがついている状態を想像して、そのヘドロを洗っても、またすぐに自分の手から出てくるような状態を想像してみるのです。

すると、「手洗いが止まらない」「煩わされている」という感覚はなんとなく「わかる」ようになります。洗っても洗ってもヘドロが取れないし、しかも手洗いをしていることをまわりの人からヘンな目で見られる。自分でもおかしいということはよくわかっているのに、どうしてもやめられない。とてもつらい状態であることがなんとなく体験できるようになります。

相手の立場になってみる（感情移入する）ことによって、患者さんに起こっている主観的体験がどんなものかがわかってきます。それができると、今度は、「自分の手が汚れているんじゃないかという気持ちがどんどんあふれてきている状態」それ自体もだんだんと「わかる」ようになってきます。

**――ほんとに？**

はい。誰でも、不安を感じた経験はあるものです。なんだかわからないけど、すごく不安になって寝られなかったことがあるでしょう。すると、「この人の感じている不安は、あれのもうちょっと強いやつかな」などと、想像してみることができます。自分が体験したときは、夜の短い時間だけだったけど、あれがもうちょっと強くなって、しかも1日中ずっとつづく感じなのかな、といったように。

あるいは、自分がこれまで経験した感覚のいくつかを組み合わせたものかな？　と考えることによって、よく「わかる」こともあります。「自分の体験のしんどさはもっと弱かったし、期間も短かったけど、あれがずっとつづくとなると、それは大変だろうな……」と「わかる」ようになるのです。

こういう「わかる」ための作業を丹念《たんねん》につづけていくことによって、「この患者さんが主観的に体験していることは、こういうことなんだ」ということが、ありありと「わかる」ことを目指します。「相手の気持ちになってみる」ということは、道徳の授業などでは簡単に言われますが、1つ1つ丁寧《ていねい》にやっていくのはなかなか大変です。しかし、訓練を積めばだんだんと上手にできるようになります。

## 治療者は患者さんの主観的な体験を「一緒に体験する」ようにしてわかろうとする

このようにして「わかる」ことを目指すなかで、治療者は患者さんにいくつか質問をしますが、そのさいには、治療者が患者さんの主観的な体験をわかろうとしていることが、患者さんの側にも伝わります。「わかる」というより、「一緒に体験する」という感じに近くなれば、大成功です。「この人は自分の主観的な体験の細かいところまで感じ取ってくれている」ということがわかる診察は、患者さんにとっても満足度が高いものになりますし、患者さん自身が今まで気づいていなかったことが、診察の中ではじめてわかることもあります。

ひとりで苦しんでいるときよりも、ほかの人とその苦しみを共有して、「一緒に体験する」という感じに近いところまでいったときのほうが、患者さんにとっても自分に起こっていることがよくわかるようになります。自分に起こっていることの形がよく見えていないうちは、誰しも怖いと思うものです。けれども、「一緒に体験する」ことを通して、だんだん形が見えるようになってくると、少し怖さが減ります。専門家のあいだでもあまり注目されませんが、「了解（わかる）」という方法には、そういう治療的な効果もあるのです。

次に2つめの方法です。1つめの「了解」という方法は、たしかに患者さんの主観的な体験を「わかる」ことができるんだけれども、でも、「本当にわかってる？」と問うこともできますよね。つまり、「勝手に人の心の中の状態を推測して、話をつくり上げているだけじゃないの？」と言われても、なかなか反論するのが難しい。

**――たしかにそうだね。**

「自分の主観は他の人にはわからない」というのはそれなりに正しいのです。

でも、この考え方は、「自分と他人は、最初から区別された2人の個人である」という考えを前提としています。自分と他人というのは異なる2人である、ということを前提としたうえで、そのうちの片方の側が言葉で相手に伝え、受け取った側はその言葉から相手の状態を「わかろう」とするけれども、究極的には「わかる」ことはできない、と主張しているのです。

しかし、人間が世の中で体験することを振り返えってみると、ほんとうに最初から「自分と他人が区別されている」かというと、かならずしもそうではありません。

たとえば、日本語には「間《ま》が悪い」という言葉があります。しっくりとくるような居心地《いごこち》よい感じがただよっていない、というような意味です。この「間」というものは、誰か特定の個人がつくっているものではなく、その場にいる人たち全員のあいだに、まさに空間の中に「間」として満ちているものです。そして、「間が悪い」というのは、その「間」がうまくできていない、あるいはしっくりとこない、という感覚のことをそう呼ぶのです。

この「間」は、「空気」とも似ています。学校のクラスでも、場の「空気」みたいなものに支配されて全体が動くことがありますね。この「空気」も、誰か特定の個人がつくっているものではなく、むしろみんなが最初からその「空気」に従って集団行動をしているように見える。ある種の「いじめ」はまさにこの「空気」によって可能になるもので、誰が主犯《しゅはん》であるというよりも、みんなが一体になってやっています。

だから、自分と他人は、意外と分けられないのではないか、という考え方もできます。ふつうは「自分と他人は別々の人間だ」と考えているけど、むしろ先に「間」があって、そのあとで二次的に自分と他人が区別されるのだ、と考えることもできるのです。

たとえば、みんなで輪になって遊んでいるときに、誰が自分で誰が他人だとか、そういう区別があまりなくなる瞬間ってありませんか？　あるいはクラスで合唱コンクールに出るとか、演劇をやるとか、みんなで1つのものをつくっているときに、自分がどう、他人がどうというのはあんまり関係なくなっていて、ふと気づいたときにようやく「あ、自分がいて、となりの人もいる」というふうになる、という体験をしたことがないでしょうか。最初に「間」があって、そのあとで自分や他人といった個人が意識される。そういう側面も人間の経験にはあるんです。

最初から「自分と他人がいる」と考えるのではなくて、最初は「自分も他人もなく、すべてはつながっている」と考えるのです。このように考えると、「自分の主観はほかの人にはわからない」のではなく、むしろ「自分と他人は、最初から何かを直接的に共有してしまっている」ということになります。

ふだんは意識していないかもしれませんが、自分と他者のあいだには、ここで言う「間」

のようなものが満ちていて、そうであるからこそ、人と人は円滑《えんかつ》にコミュニケーションがとれているんです。誤解をおそれずに言えば、人間は、他者のことをある種の動物的な勘《かん》でわかることができる、つまり、そこそこテレパシーしているんです。もちろん、完全なテレパシーは無理ですが。このような働きのことを、「間主観性《かんしゅかんせい》」と言います。

たとえば、メールのような文字だけ、言葉だけで人とコミュニケーションをするのは、けっこう難しいですよね。誤解も起こりやすい。人が面と向かい合って、ひとつの同じ場所を共有しているほうがコミュニケーションはとりやすい。それは、人間は、言葉だけじゃなくて、「間」のようなもの、間主観性をつかってコミュニケーションをしているからです。

このことと関係するのですが、精神科医のなかには、「統合失調症《とうごうしっちょうしょう》」の患者さんが診察室に入ってきたとき、すぐに、あるいは話を始めた瞬間に「この患者さんは統合失調症だ」と感じる人も多いそうです。

## 人間はそこそこテレパシーしている　それが「間主観性」

**――え！　どうしてそんなことがわかるの？**

それは、さっき言ったちょっとしたテレパシーがこの人には通じない、という感覚が生まれるからだと言われています。こういう感覚は「プレコックス感」と言って、「統合失調症くささ」であるとされています。

ふつうは、人と人とがコミュニケーションをとろうとするとき、ちょっとしたテレパシーをつかっています。自分と相手のあいだに「間」があり、その「間」をお互いが共有している、という感覚になるのです。ところが、「統合失調症」の患者さんに対しては、ちょっとしたテレパシーが跳ね返される感じがあるのだそうです。「間主観性」に「壁」が立ちはだかっているような感覚です。それを感じるから、話をしなくても「統合失調症」だとわかるのだと言われています。

このように、「間主観性」をつかって「わかる」方法が、2つめのわかり方です。

次に3つめのわかり方です。それは「精神分析」による方法です。

1つめの「了解」と、2つめの「間主観性」という2つのわかり方は、精神科の診療などでつかわれるものです。

3つめのわかり方は、精神分析という理論の中でのわかり方です。精神分析というのは、今のところは（不正確ですが）現代の「カウンセリング」の基礎のひとつになっている治療法であると考えておいてください。

精神分析の特徴は、面接（診察）の回数が多いことです。毎週どころか、週3回、4回、

5回以上という場合もあります。それくらい頻繁に面接をつづけていくと、ある特殊なことが起こります。治療者と患者の関係が変わってくるのです。患者さんが治療者に対して独特の感情を抱くようになり、治療者をすごく好きになったり、すごく嫌いになったり、それがめまぐるしく変化することもあります。愛と憎しみが表裏一体になった関係になることもあります。

このような現象を、精神分析の言葉で「転移《てんい》」と言います。「転移」というのは、「場所を移動させる」という意味ですが、この場合、過去の人間関係が、現在の治療関係のあいだに移動していると考えられています。とくに、患者さんが子どもだったときに、大事な他者であった父親や母親とのあいだで経験した関係が、現在の面接での患者さんと治療者とのあいだに再現されるということです。

**――それ、ちょっと怖くない？**

小学生のとき、学校の女性の先生を「お母さん」と呼んでしまったことはありませんか？あれも、過去の自分と母親の関係を、現在の自分と先生の関係のなかに再現していると考えれば、「転移」とちょっと似ています。

精神分析では、「転移」は異常なものではなくて、むしろ治療の1つの武器であると考えられています。「転移」が起こるからこそ治療ができるのです。というのも、精神分析では、心の病気のほとんどは小さいころの体験に根をもっていて、それが思春期や大人になってから別の形であらわれたものだと考えるからです。

「転移」が起こり、小さいころに重要だった人物との関係が、現在の治療関係に再現されるということは、病気のもとになっている幼児期の人間関係を現在において操作することができる、ということです。もし「転移」が起こらないとすると、タイムマシンで過去に行って、幼少期に起こった出来事を変えなければいけませんが、「転移」のおかげで、治療者はタイムマシンがなくてもそれと似たことができるのです。

だいたい週1回以上、特定の方法で面接をつづけていれば、患者さんが「転移」を起こして、過去の重要な人物との関係を現在の治療者とのあいだに再現するようになることが多いのです。治療者を好きになったり嫌いになったり、あるいは愛情と憎しみが表裏一体になった感情が出てきたりするのは、かつて患者さんがお父さんやお母さんとのあいだにもっていた関係がそのようなものだったからです。

「転移」が起こると、治療者の側も、患者さんに対して特別な感情を持つようになることがあります。これを「逆転移」と言います。

**「転移」で昔の人間関係が再現されるから**
**それを操作することによって治療ができる**

精神分析の主流派は、「逆転移」は、患者さんが体験している心の世界を治療者が心のなかに直接的に映しとっているのではないか、と考えています。「転移」が成立すると、患者さんは小さいころにおける親との関係を治療者に対して向けてきます。だとすれば、このとき、治療者の側に生じる独特の感情は、この患者さんが幼児期から現在にかけて、ずっと感じてきた世界そのものではないかと考えるのです。

たとえば、患者さんがいろいろな話を治療者にするけれども、治療者の側ではそれがたんに言葉を羅列《られつ》しているだけに聞こえることがあったとします。その患者さんの話が、論理はとおっているけれど、どこか無味乾燥《むみかんそう》な言葉ばかりで寂しい感じがする、という感覚を治療者がもつとします。そのとき治療者が感じている無味乾燥な言葉だけの世界は、その患者さん自身が幼児期の親子関係のなかで体験していた世界かもしれない、と考えるのです。

これが、「逆転移」をつかったわかり方です。

**――すごく体を張ったやり方だね。**

そうですね。この3つのわかり方は、どれもある意味では治療者が自分を酷使して行うものですが、とくに「逆転移」をつかう方法はかなり大変だと思います。

精神分析というのは、ジークムント・フロイト（1856〜1939年）という医師が発明した心の病気の治療法です。フロイトは、ほとんどの患者さんを毎日面接していました。すると、患者さんがフロイトに対してとても感情的になり、愛情や怒りや憎しみを向けてくるようになりました。それで、どうしてそんなことが起こるのかを探っていくと、子どものときの親に対する関係が現在に再現されているのだ、ということがわかるようになったのです。フロイトがそれを「転移」と名づけたのは、今から100年以上前のことです。

もっとも、「転移」は、学校の女性の先生を「お母さん」と呼んでしまう例のように、日常生活においてもずっと弱い形で起こっています。それを面接室のなかで濃縮して生じさせることによって治療しよう、というのが精神分析の基本的な考え方です。

精神医学や精神分析の分野では、だいたいこの3つの方法をつかって他の人の主観が「わかる」ということを基礎づけてきました。心の病気になると、「自分のつらさは誰にも理解してもらえないんじゃないか」と思うことがあるかもしれませんが、じつはそうでもないのです。

次は、心の病気の治療について、もう少し詳しく見ていきましょう。

## 2 どうやって治すの？

### ——精神医学は患者さんの「主観」的な体験を聞き取って治療するんだったよね？

はい。前の項で、心の病気については主観的なものが非常に大事で、それを扱うのが精神医学や精神分析だという話をしました。もちろん、精神医学も医学の1つの分野なので、体のこと、とくに脳のことも考えておかなければなりません。人間の心の働きのうち、多くの部分が脳（中枢神経系《ちゅうすうしんけいけい》）の機能とかかわって生じていることがわかっています。

さて、脳は医学的に見ると、物質であり、「対象」です。つまり、「主観」的なものではなく「客観」的なものです。実際、脳をMRIやCTといった装置でスキャンすると、脳の形が精細《せいさい》に見えるようになります。そのほかにも、脳は頭の中で脳脊髄液《のうせきずいえき》という液体に浮かんでいるのですが、背骨のところから針を入れてその液を抜いて調べると、炎症《えんしょう》が起こっていることがわかったりします。極端な場合には、頭蓋骨《ずがいこつ》を開けて脳をむき出しにして、特定の場所を電気的に刺激すると、目の前に映像があらわれたり、体が動いたりします。このように、「対象」としての脳は、いろいろな方法をつかって、調べたり、操作したりすることもできるのです。

## ――機械みたいだね。

そうですね。機械も脳も、電気的な信号によって動いているという点では同じです。

何かを考えたり、感情をもったり、行動に移したりするとき、脳内ではそのための情報を伝えるために、「ドーパミン」、「セロトニン」、「ノルアドレナリン」などの「神経伝達物質」が働いています。現在、精神科でつかっている多くの薬は、脳内の神経伝達物質を増やしたり、減らしたり、働きを高めたり、働きすぎないようにするものです。

たとえば、「うつ病」などで脳内の神経伝達物質が少なくなっているとき、それを増やす働きのある薬を投与することによって、正常な脳の機能に近づけることができます。薬は、もちろん物質ですね。物質が作用するということは、心の病気にも物質的な面があることに間違いありません。

このような理由から、心の病気は結局は脳の病気にすぎないと考える極端な立場もあります。しかし、脳の話だけでは、人間の心はなかなかうまく説明できません。

**——ちょっとまって。体のほかの部分は心の病気と関係ないの？**

もちろん、関係あります。たとえば腎臓《じんぞう》や肝臓《かんぞう》が悪くなったときには、意識障害が起こります。ボーッとする状態がつづいて、悪化すると昏睡《こんすい》状態になります。それに加えて、幻覚《げんかく》が出てくることもあります。ただし、このような場合も、脳がかかわっています。腎臓や肝臓が悪くなって、体のなかに悪いもの（老廃物《ろうはいぶつ》）がたまって、それが血液をとおして脳にまで到達することによって、意識障害などが起こると考えられています。脳の関与がまったくなしに、体の病気から心の病気があらわれてくることはまずないでしょう。

ところで、心の病気にも物質的な面があり、薬のような物質をつかって治療することができるとしても、治療することがつねに正しいというわけではありません。

たとえば、ふつう、幻覚はないほうがいいと思われていますね。だから、幻覚がある患者さんには、幻覚を起こすような脳の働きを抑える薬をつかって、幻覚をなくすことが良いと考えると思います。でも、幻覚や妄想《もうそう》や不安などが完全にない状態が絶対に良いかというと、そうとも言い切れません。芸術家のなかには、心の病気にかかり、いろいろな幻覚や妄想に苦しみながらも、その病気のおかげで優れた芸術作品をつくった人がたくさんいます。ゴッホもそうですし、日本では草間彌生《やよい》もよく知られています。

もちろん、本人が苦しいと感じており、その苦しさをやわらげることに同意してくれるときには、幻覚や妄想がなくなるようにしたほうがいいでしょう。しかし、完璧《かんぺき》にゼロにすることを目指すと、別の問題が生じてきます。

たとえば、脳の神経伝達物質の働きを抑える薬をつかえば、幻覚や妄想がやわらぎますが、その薬は本人の自発性を失わせてしまうことがあります。薬が脳の働きを「抑えすぎてしまう」ということもあるのです。

かつては、「精神外科」と呼ばれていた医学の分野がありました。精神外科では、重症の「統合失調症《とうごうしっちょうしょう》」で、なかなか治らない患者さんたちに対して、「ロボトミー」と言われる手術が行われていました。ロボットみたいな名前ですが、ロボットとは関係ありません。「ロボ」というのは「lobe」、つまり英語で「葉」のことを指していて、ロボトミーとは脳のなかの前頭葉と呼ばれる部分をほかの部分から切り離す手術です。眼窩《がんか》の骨の隙間《すきま》からメスを入れて、前頭葉と脳のほかの部分をつなぐ神経組織を切断するんです。

## ――痛そう！

怖いですよね。映像も残っていますが、ホラー映画なみに怖い、非常に衝撃的な映像です。前頭葉は思考をつかさどるところなので、この手術をすると、その人がものを考えたり、自発的になにかをしたりすることが少なくなってしまいます。手術を受けた患者さんは、実際に「静か」になったこともあるようです。しかし、まったく自発性を失ってしまって、もぬけのからのような状態になってしまった人も大勢いました。

1935年にロボトミー手術の原型を開発したエガス・モニスという医師は、その功績によってノーベル生理学・医学賞を受賞しています。もちろん、今ではこの手術は非人道的ということで行われなくなっています。

ロボトミー手術は過去のものですが、現在でも「統合失調症」などにつかう薬の原型になっているのが、「クロルプロマジン」という薬です。これはもともとは人工的に冬眠状態をつくり出すための薬です。

## ――冬眠状態？

はい。この薬には、心臓や胃腸、肺などの働きを調整する自律神経の機能を抑える働きがあり、大量に投与すると、冬眠しているような状態になるのです。もともとは、手術後の過剰な自律神経の反応を抑えるためにつかわれていた薬ですが、1952年に、この薬が「統合失調症」の幻覚、妄想といった症状を抑えることがわかったのです。

ロボトミー手術もクロルプロマジンも、本人の自発性を抑えるものであるという点に注意してください。こういった手術や薬は、患者さんをおとなしくさせて、まわりの人に迷惑がかからないようにすると管理しやすい、という発想に容易につながります。つまり、「こいつはうるさいこと言ってるから黙《だま》らせちゃえ」ということになりがちで、とても危険なものなのです。

心の病気のある人だって、間違っていることも言えば正しいことも言うのであって、それはふつうの人とまったく同じです。心の病気のある人が、幻覚や妄想のことを話すと、まわりの人は「間違ったことを言っている」と思うかもしれませんが、心の病気のない人も、同じくらい間違っていることを言いますし、ウソやデマを言うことがありますよね。

昔、精神科病院の環境が今よりもずっと劣悪《れつあく》だった時代がありました。病棟のスタッフによるいじめや暴力もありました。そして、入院患者さんは病院にとっては「収入源」でもありますから、わざと退院をさせないようにしていたことがあったのです。病院という

## 心の病気に対する治療は、病院や国家によって人の心が管理される危険性をもっている

のは治療をする場所ですが、治療をするという名目で、患者さんの自由を奪《うば》ってしまうこともあるのです。

反対に、治療しないことで本人の自由を奪ってしまうこともあります。2018年7月に、オウム真理教の麻原彰晃《あさはらしょうこう》（本名：松本智津夫《ちづお》）の死刑が執行されましたね。彼は1995年に逮捕されていますが、最後の10年間くらいは心の病気のせいでほとんど何も話せない状態でした。しかし、国は彼を治療しないまま最後まで放置しました。彼が行った犯罪は許されるものではありませんが、治療をしたら状態が改善して、ひょっとしたら罪をつぐなう気持ちも生まれたかもしれないのに、国はそうしなかったのです。

このように、心の病気に対する治療は、人間の心を客観的な対象として扱い、操作することを可能にするものですが、病院や国家によって人の心が管理されてしまう危険性をもっているのです。

実際、精神医学は19世紀に生まれた比較的新しい学問ですが、その初期に、「精神障害は脳の病気である」という立場と、「精神障害は心の病気である」という立場の対立がありました。もちろん、さっき話したように、精神障害にも脳の病気としての側面はあります。しかし、精神障害をたんに脳の病気としてだけ捉えてしまうと、患者さん本人の自由を奪ってしまう可能性があるように思います。

**――でも、ロボトミー手術で精神に影響が出るんだよね？　精神障害は脳の病気とは言えないの？**

じゃあ、こんなふうに考えたらどうでしょう。突然ですが、「卵焼きはどうやってつくるの？」と聞かれたら、あなたはどんな説明をしますか？

**――フライパンで油を熱して、とき卵を入れる。こげないように気をつけるのがコツ。**

そうですね。レシピやコツの話をするでしょう？　「卵の分子のなかの原子が相互に働いて～」という話はしませんよね。心について、「結局それって脳だよね」と言うのは、卵焼きのつくり方の話をしているときに、「結局それって量子力学だよね」と言うのと同じで、間違ってはいないけどヘンです。人がものごとを本当に理解するためには、その理解に適した解像度《かいぞうど》（細かさの度合い）があるのです。卵焼きを原子レベルまで拡大しても何がなんだかわかりませんが、そのまま見れば「卵焼きだ」ということは一目瞭然《りょうぜん》です。心を見るときも、それは同じです。

心の病気で困っている人が、「まわりの人はあんなにうまくできるのに、自分はぜんぜんうまくできない。これってどうしてなの？」という相談をしてくれたとき、その人が必要としているのは、自分の心が主観的に体験していることを、相手の心がそのまま主観的に受け取って、それを自分に投げ返してもらって、語り合う、ということです。そのような聞き取りと語り合いだけで、心がすっと軽くなることもよくあります。

脳のことを考えるだけでは、問題が解決しないのです。レシピやコツの水準で話をしてもらったら、料理はうまくなりますが、量子力学の話を聞いても、卵焼きのつくり方はうまくなりませんからね。

**――なるほど。なんとなくわかった気がする。**

「精神障害は脳や心の問題だ」という考えのほかにも、「精神障害は社会の問題だ」という考え方もあります。

身体障害があって、車椅子に乗っている人のことを考えてみましょう。車椅子の人は、スロープやエレベーターがなく階段だけの施設は利用できません。障害のない人がふつうにやっていることを、あきらめなくてはならず、社会参加の機会が奪われているのです。

もちろん、今では、交通機関や公共施設や学校などはほとんどがバリアフリーになっています。お店でもそうなっているところが以前よりも増えています。環境をバリアフリーなものに整備しさえすれば、障害があっても、自分の力だけで図書館や学校へ行ったり、大学へ行ったりすることができるのです。

だとすると、障害というのはいったいどこにあるのか、ということを問題とすることができます。車椅子の人の場合、いっけん障害はその人の体にあるように思えます。しかし、階段しかなくてスロープやエレベーターを用意していない社会のほうが障害を生み出していると考えることもできますね。個人の身体に障害があるのではなくて、その人に何かをできなくさせる社会のほうが障害だというわけです。これが、「障害の社会モデル」という考え方です。

つまり社会のほうが勝手に何かしらの基準をつくり、ある特定の人たちを排除しているせいで、その人たちが障害をもっているように見える、ということです。たとえば、身長の高い人が多い国では、男性トイレの小便器の位置が非常に高く設定されていることがあります。そうなると、僕はそれをつかえないので「障害者」になってしまいます。あるいは、足がとても長い人ばかりがいる国では、階段の1段の高さが日本の倍くらいになっていてもおかしくありません。健常とされている人でも、そういう国に行った瞬間に「障害

**個人に障害があるのではなく、社会のほうに障害があると考えることもできる**

者」になり得ます。

この考え方は、もちろん精神障害、心の病気にも適用できます。

ある種の心の病気について、「空気が読めない」ということが言われています。しかし、実際の学校や職場などの様子を見ていると、ある人が「空気が読めない」と言われるのは、むしろ「その人に読めないような空気を生み出している環境が悪いんじゃないの？」と考えることもできるわけです。

たとえば、学校のクラスのなかで、「空気が読めない」とされた人がいるときには、たいてい、そのクラスではその人に対してわざと言外の意味が多いコミュニケーションをやったりする。「空気が読めない」とされる人が、よけいにクラスにとけ込みにくくするようなことをやってるんですね。残念ながら、人間ってそういうことをよくやるんです。


**――うん、そういうことあると思う。**


そういう社会が心の病気をもつ人をよけい生きにくくしている。だから、障害の社会モデルという考え方は、心の病気を考えるうえでも重要です。

もう1つ例を出しておきましょう。第2章の4で話しますが、「摂食障害《せっしょくしょうがい》」の多くは、食べては吐《は》くことを繰《く》り返す「食べ吐き」をします。すると、たくさん食べものを買ってこないといけなくなります。その結果、だんだんお金も尽きてきて、万引きする人も出てきます。

万引きをすると、見つかっても最初のうちは家族が迎えに来てくれて、お店の人に謝ればに帰れることもあるのですが、そのようなことが何度もつづくと、だんだん家族も本人を見放すようになって、お店の人も、警察に通報することになります。警察が来ると事件になります。最初は執行猶予《しっこうゆうよ》がつく可能性が高いけれども、執行猶予中にもう1度同じことをやってしまうと実刑《じっけい》になって、刑務所（未成年なら少年院）に入ることになります。

刑務所にも医師がいます。僕は刑務所の医師を非常勤でやっていたことがありますが、刑務所の中では摂食障害の専門の治療はなかなか十分にできません。すると、3年程度の刑期を終えて社会に戻ってきても、治療が十分になされていないために、病気はそのままの状態であるか、悪くなっていることもあります。

そのうえ、刑事罰《けいじばつ》を受けると前科《ぜんか》がつき、親や周囲の目も厳しくなっていて、家庭によっては本人の身元引き受け人になってくれない場合もあります。そうなると、かなり高いストレスを抱えた状況で、しかもサポート体制も十分でない環境のなかで社会復帰することになります。

仕事をして生活しようにも、「前科のある人はちょっと……」と断られたりする。結局、いろいろなサポートを受けられない状態になって、どんどん健康状態も悪くなって、やっぱり拒食《きょしょく》・過食《かしょく》と万引きを繰り返して、出所して数ヵ月で、もう1度捕まって……ということを繰り返している人たちがいます。刑務所の中では、そういう人たちは「常習累犯《じょうしゅうるいはん》窃盗《せっとう》」と呼ばれています。

刑務所に入所している回数が20回、というような人たちもいます。1回の刑期が2～3年とすると、20回で40～60年になります。人生の半分以上を刑務所の中でくらしているということです。そういうふうにして、いつの間にか70歳や80歳になってしまった人もいます。その人たちは、刑務所を出てもすぐ戻ってきてしまっており、ほとんど一般社会ではくらしていません。

では、このような人たちにとっては、何が障害なのでしょうか？「摂食障害」という病気そのものによってこういうふうになったというよりは、社会の中でその病気がどのように扱われているかが、病気をもっている人がどういう人生を送るのかを決めている、と考えたほうがよさそうですよね。

家庭をもったり、子どもに恵まれたり、あるいは好きなことをやったり、仕事をしたりできたかもしれない人たちが、社会復帰させないような社会のなかに組み込まれることによって、自由な人生の可能性を削《そ》がれてしまっているのです。

もっとも、社会のほうが悪いのではないか、という考え方には、「精神障害なんて存在しない」という極端な立場もあります。精神障害というものは存在せず、社会がレッテルを貼《は》っているだけであり、自分たちの社会に受け入れたくない人を、「○○障害」「○○病」だと言って排除《はいじょ》するための方便《ほうべん》としてつかっているのだ、という立場です。

でも、これは非常に極端な立場だと思います。社会があらゆる人に対する完全なバリアフリーを実現したら、心の病気はなくなるのかというと、そうでもないと思うからです。

**――うん。そんな気がする。**

心の病気について、脳だけで説明する立場も、社会だけで説明してしまう立場も、大事ではあるのですが、どっちも大切なものを取り逃がしていると思います。

脳だけで説明する立場が何を取り逃がしているかというと、それは「主観」です。患者さんの主体的な部分を取り逃がしているのです。社会だけで説明して考える「社会モデル」も、社会ばかりを問題にすることによって、それぞれの患者さんの個別の困りごとの特徴を見なくなってしまいがちであり、その結果として「主観」を取り逃がしてしまうことになります。

ひとまず、心の病気における「心」とはこの意味での「主観」であると言うことができるでしょう。脳だけで説明する立場と、社会だけで説明する立場、この2つの立場では扱い切れないものが「心」であって、「精神医学」はその部分を大事にしているのです。片方に脳、もう片方に社会というものを置くとすれば、その真ん中にある空白地帯のなかに見えてくるものが「心」なのです。

「心」をこのように考えた場合、心の病気の治療も、たんに薬をつかって症状を抑えればよい、ということではなくなります。

脳ですべてを説明する考え方では、治療は「脳を正しい形にする」「脳を正常に働くようにする」という考え方になりがちです。このような考え方では、人間にはもともと、正しい形があるということになる。言ってみれば、「ふつうは丸い形なんだけど、あなたはデコボコになっているから、ここの部分をちょっと削ぎ落として丸い形にしますよ」という考え方ですね。

でも、心の病気の治療において本当に大事なのは、そのように「変える」ことではなくて、本人が「変わる」ことを援助することです。そして「本人がどう変わるか」というのは、まさに本人の主観にかかわることがらです。

## 片方に脳、片方に社会を置くと真ん中に見えてくるのが「心」

## ――主体的に変わるということ？

主観が変わる、と言ったほうがいいかもしれません。診察室では、主観がどういうふうに変わっていくかを見守り、寄り添っていくことが重要です。精神科の患者さんは、いろいろな人から「正しい形になりなさい」と言いつづけられています。ある人に「空気が読めない」と指摘するのも、「あなたは正しい形じゃないから、正しい形になりなさい」と圧力をかけているのと同じです。唯一《ゆいいつ》それを言われずに、変わることを見守ってもらえる場所が、精神科の診察室（やカウンセリングルーム）なのです。

「見守る」とか「寄り添う」と言うと、消極的で、何もやっていないように聞こえるかもしれませんが、ぜんぜんそんなことはありません。「何かを積極的に変える」ほうが努力している感じがするかもしれませんが、じつは「何かを積極的に変えようとしない環境をつくって、その環境を維持し、その中で本人の変化を見守る」というのは、簡単なように見えて、難しいことですし、社会の中には、そのような場所はほかにありません。

そして、その機能は、治療者（医師やカウンセラー）という第三者（赤の他人）でないと担うことができません。精神科医やカウンセラーの誰もが、「診ることができない患者はいますか?」と聞かれたとき、「自分の家族や友だち、あるいは上司や部下」だと答えるはずです。日常生活や職場で何かしらの関係をすでにもっている人には、私情《しじょう》が混じってしまうし、「良い形になってほしい」と思ってしまいがちだからです。

親は自分の子どもに対しては、もっと賢《かしこ》くなってほしい、もっとスポーツができるようになってほしい、片づけをちゃんとしてほしい……と思います。日常生活や職場での生活とは何も関係のない第三者でないと「見守る」ことはできないのです。

治療を受ける側にとっても同じことが言えます。たとえば、たんなる相談なら家族にもできるし、友だちにもできます。でも、家族にできる相談と友だちにできる相談は質が違っています。友だちにできる相談は、だいたい家族にできないし、家族にできる相談は友だちにできないものです。

そして、友だちに話す場合、ちゃんと秘密を守ってくれるかな、とか、自分のことが嫌いになったらどうしよう、とか考えますし、家族だからこそ相談しにくいこともたくさんあるわけです。すると、世の中にはできない相談がたくさんあることになる。

**——わかるわかる。**

自分があらかじめ関係をもっている人に相談するのは難しいのです。そして、相談されたほうも、相談を受けてしまうと、「正しい形」に導こうとしてしまう。そうすると、本人が「自分で変わる」ことは難しくなります。

では、第三者である精神科医やカウンセラーは、何ができるのでしょうか。その大原則は、秘密を守ることです。患者さんが診察室に来て話したことは、もちろん記録はとるけれど、ほかの誰にも話しません。中学生が受診したとしても、そのお父さんやお母さんにも、本人の同意を得ないで相談内容を話すことはありません。「あなたの秘密はちゃんと守られます。もし誰かにあなたのことを伝える必要があるときは、事前にあなたの許可をとります」と秘密が守られる関係であることを最初に確認するのです。

もうひとつは、「日常生活とか仕事上の生活のなかで、患者さん本人とかかわることはない」ということです。つまり、個人的な関係を発生させないようにする。「あなたと私の関係は、診察室のなかだけの関係だよ」ということです。

お金を払うことも大事です。お金は、払ったり受け取ったりすることによって関係を切断するという働きがあります。人から恩恵《おんけい》を受けると、それに対してお返しをしないといけないと思いますね。こういう気持ちは、人間はすごく強いんです。相手に相談に乗ってもらうと、自分もなにか返さないといけない気持ちになりますよね。でも何を返したらい

## 「秘密を守る」「診療室でしか会わない」「お金を払う」という3つの原則で診察室だけの関係をつくる

いかわからない場合も多く、それは結構しんどいことです。

でも、病院の場合は、話を聞いてもらったり、何かしてもらったりしても、自分はお金を払っている。だから、別のなにかを返さないといけない、ということはありません。

「秘密を守る」「診察室でしか会わない」「お金を払う」という、3つの原則によって、他の場所にはない関係、そこでしかつくれない関係を診察室のなかだけでつくることができます。そして、精神科医やカウンセラーは、原則として、そうやってでき上がった人工的な関係を崩すようなことは絶対にしません。患者さんと病院の外で会ったりしないし、患者さんに贈り物をしないし、基本的には贈り物も受け取らない。日常的な人間関係でやるようなことはしないし、お金をもらわずに診察することも基本的にはしません。

このような治療の枠組みとなる条件のことを「治療構造」と言い、これは治療の根本のところを支えるもっとも重要なものです。

そのなかで行う面接は、治療者（医師やカウンセラー）が患者さんに何かを指示して、「そのとおりにしたらよくなる」というものではありません。診察室という、とても特殊で人工的な空間をこの世の中に出現させて、その空間を維持することこそが、治療者がすべき第一のことです。

そこは、本人の主観的なことがらをそのまま話すことができる唯一の空間であり、その空間のなかで自分の主観的な表現がちゃんと聞き取られる、そういう体験を週に1回もつだけで、その人は変わっていきます。変えようとしなくても変わるんです。心を扱うということは、そういうことなのです。

もちろん、これは理想的な話です。いろんな制約によって、診察の回数は最初は週に1回だったのが1ヵ月に1回になることもあります（安定した時期なら3ヵ月に1回程度でも十分な場合もあります）。また、「正しい形にする」という治療も、少しは行わなければいけない場合があります。薬も少なからず使わなければなりませんが、薬をつかうということは、「正常な形」に近づけようとすることを含みますから。

そのほかにも、自殺の恐れがあるときや、リストカットなどの自傷行為《じしょうこうい》があるとき、あるいはほかの人を傷つける恐れがある場合は、入院してもらうなどの強制的な治療が試みられることがあります。

**――やっぱり精神科の病院って簡単には行けない気がする。**

人は、「正しい形に変えられる」ことは怖いと思うものです。だから、病院に行きたがらない人は多いですね。とくに、「自分は病気じゃない」と思っている人ほどそうなります。

僕は、そういう人に対しては、「私はあなたを変えようと思っていません。まずはあなたの話を聞いて、あなたがどういう体験をしているのかをあなたと一緒にわかるようにしていきましょう」と話します。

「統合失調症」の人で、最初は「自分は病気ではないから薬は飲まない」と言っていた人でも、だんだんと通院をつづけていくなかで、病気だとは認めないにせよ、「最近、いろいろと考えすぎて、頭が疲れてる。これをやわらげる目的だったら薬を飲んでもいいよ」となることもあります。薬を飲んで本当に苦痛がやわらいだら、治療者とのあいだに信頼も生まれます。薬をつかった治療においても、そのような変化が生まれるようにすることが大事なのです。

「ここでは安心して話すことができる」という関係をつくることができれば、自然といい方向に変わっていくのです。実際、そこからはずれる人は多くありません。

面接の場を維持しているだけで、どうして人はいい方向へ向かうのか、不思議ですよね。強制的に「こういうふうにしろ」と命令するのでは絶対うまくいかないようなことが、面接の空間を維持することによってうまくいくようになるのです。

僕は、そのことを次のように考えています。

じつは、病院に来た最初の時点では、自分が何に困っているか、気づいていない人も多いんです。病気じゃないと言っていた人が、面接の空間ができて、その中で治療者とのあいだで話が進んでいくうちに、「じつはこういうことですごく困ってたんだ」ということがわかるようになって、「これはなんとかしたい」という意欲が出てくるというのはよく起こることです。自分は病気だと思っていた人でも、話が進んでいくうちに、まったく別のことがほんとうの問題だったということがわかることもある。

**——そうなの？**

はい。自分はぜんぜん病気じゃないと思っていた人も、ずっと面接をつづけるうちに変わるかもしれないし、自分は病気だと思っていた人も、そのなかでだんだんと変わってくる。変わる余地を確保するということ。それが大事なんです。

そういう場所がないと、どうなるでしょうか。自分は病気じゃないと強く思っている人は、「お前は病気だから入院しろ」とまわりから言われてどんどん意固地《いこじ》になって、「自分は絶対病気じゃないんだ」という思いがどんどん強くなって、凝《こ》り固まってしまう。逆も同じで、まわりから見たらなんともないのに、「自分はすごい病気だ」と思っている人も、それで凝り固まってしまう。いずれにしても、孤立してしまうんですね。

社会の中には、患者さん本人のほかに、たくさん人がいます。しかし、たくさん人がいても、病気によって孤独になってしまうことがある。孤独になると、悩みがどんどん深まってしまう。ところが、患者さんと医師かカウンセラーしかいない診察室という特殊な場所の中に入ることによって孤独が解消されて、じょじょに悩みがほぐれていくという効果もあるのです。

精神科医やカウンセラーは人を変える仕事ではなくて、人が変わるのを見守る仕事だということは、強調しておきたいですね。そうでないと、「自分の気持ちを変えられちゃうんじゃないか」とか、「自分ではコントロールできないものを相手にコントロールされちゃうんじゃないか」とか思ってしまうことになる。そうなると、病院を受診するのが怖いですよね。そうではなくて、自分が変わるのを、もっと生きやすくなるのを助けてもらうための特殊な場があるんだと思ってもらうといいと思います。

もっとも、たんに薬を出して終わり、という病院もありますから、病院の評判を確かめることも重要ですし、「この治療者とは合わないな」と思ったら別の病院にうつることも重要です。

最後に精神科と心療内科の違いについて説明しておきます。

## 精神科医やカウンセラーは人を変えるのではなく、人が変わるのを見守る

精神科のほうが歴史が長く、とくに「統合失調症」と「躁うつ病」（うつ病を含む）の治療が得意です。心療内科は、心の問題が体の症状として出てくるという考えにもとづいて、不眠や軽いうつを中心に扱う診療科として登場しました。「心療内科」と書いてあるところでも、働いているのは精神科医であることも多いです。いちばん大きな違いは、心療内科は内科の一種なので、身体診察をよくするということでしょうか。

精神科も診療内科も、今はどこの病院でも1〜2ヵ月待ちであることが多いので、気をつけてください。また、初診（いちばん最初の診察）は時間がかかります。というのも、初診では、患者さんのこれまでの人生について、生まれたときから、場合によっては生まれる前から今に至るまでを聞き、さらに今の困りごとを聞いていくことが必要ですから。僕はだいたい初診は40〜50分、2回め以降は10〜20分くらいかけています。かなり安定してくると、5〜10分くらいになることもあります。ほんとうはもっと時間をとりたいのですが、さまざまな制約からそういうわけにはいかないのが現状なので、1週間の状態をノートに書いてきてもらったり等、いろいろな工夫をしています。

# 3 これまでどんなふうに扱われてきたの？

前の項では、現代の精神医学の治療の仕方について話しました。では、それ以前はどうだったのでしょうか。

昔、心の病気の人がどういうふうに扱われていたかについては、いろいろなことがわかっています。たとえば、ヨーロッパの中世（5世紀ごろから15世紀ごろ）の世界においては、カトリック圏では修道院《しゅうどういん》が精神科病院の役割を果たしていました。そこでは、尼僧《にそう》が看護師のように働き、司祭に対する告解《こっかい》が一種の精神療法（心理療法）に相当するものであったと考えられています。言い換えれば、かつては心の病気は医学の対象ではなく、宗教的な問題であると考えられていたのです。

日本でも、江戸時代には、京都のお寺やその周辺の茶屋などで、心の病気の患者さんのケアのようなものが行われていたという記録が残っています。

ヨーロッパでは、近世（15世紀末ごろから18世紀末ごろ）、つまり中世の世界から近代的な精神が芽生え始める移行期に、「魔女狩《まじょが》り」が各地で行われました。魔女狩りというのは「悪魔と契約して社会を壊《こわ》そうとする人」と見なされた人（その多くは女性でした）を、リンチのようなやり方で殺すことをそのように呼びます。そのとき魔女とされた人の中には、心の病気をもっていた人たちがいたと考えられています。心の病気の人たちの特徴が、「あの人は魔女なんじゃないか」という誤解や偏見《へんけん》や差別を生み、無残に処刑されていた時代があったのです。

精神科病院ができるのは近代（18世紀以降）のことであり、おおよそ18世紀末のフランス革命を挟んで、大きな変化が起こります。

フランス革命以前には、心の病気の人たちの多くは、病院でも宗教的な施設でもない一般の「施設」に収容されていました。施設とは、ホームレスや犯罪者などが収容される場所で、心の病気の人たちもそこに区別なしに収容されていたのです。当時の感覚で「社会で一緒にくらせそうにない人たち」が、一緒くたに閉じ込められていたのです。サルペトリエール病院やビセートル病院などの17世紀につくられた病院でも、心の病気の人たちに加えて、ホームレスや犯罪者などが一緒に収容されていました。

これらの病院は、フランス革命以後には、心の病気の人たちだけを収容する病院となります。しかし、当初はこれらの病院で行われていた治療は劣悪《れつあく》なものであり、たとえば患者さんは鎖《くさり》につながれて部屋に閉じ込められていました。心の病気の人たちには人権がないかのような扱われ方で、治療と呼べるようなものも十分にはなされていませんでした。

1793〜94年にかけて、フィリップ・ピネルという医師が、サルペトリエール病院やビセートル病院に入院している患者さんを鎖から解放し、より人道的な治療を開始しました。そこから今日で言うところの「精神医学」が始まったと言われています。体の病気についての医学は、古代ギリシャの時代からつづく長い歴史がありますが、精神医学にはたかだか200年ちょっとの歴史しかないのです。

**――それも心の病気と体の病気の大きな違いだね。**

はい。心の病気の患者さんを鎖につないでいるような状況では、その患者さんがどんな人で、どんなことに興味があって、どんなことを考えて話しているのかを無視することになってしまいます。しかし、鎖をはずすと、その患者さんが自由になるというだけでなく、病棟《びょうとう》の中にいる患者さん同士で交流が起こったり、病棟に勤めている看護師や医師とも交流が起こったりするようになります。すると、それぞれの患者さんが何を考えているか、

## 患者さんが鎖から解放されて「精神医学」が始まった

どんなことをしているかを観察できるようになる。そして、ひと口に心の病気（狂気）と言っても、そのなかにはいろいろな種類のものがあることがわかるようになりました。

すると、「AさんとBさんの病気は違うものなんじゃないか」、「心の病気はこういうタイプとこういうタイプに分けられる」、といったことがわかってきたのです。

近代精神医学が始まるというのは、そういう意味です。それまではたんにおおまかに「心の病気（狂気）」と見なされて、みんな一緒くたにされていたものが、ちゃんと観察されるようになり、分類ができるようになったのです。

「よく観察して、よく分類する」というのは、科学の第1歩ですね。ピネルは患者さんを鎖から解放した数年後から、精神医学にかんする本を数冊書いていますが、その本は詳しい観察にもとづいて、心の病気の分類を行うことを中心とするものでした。このような変化が起こったからこそ、患者さんの鎖からの解放が近代精神医学のはじまりだと言えるのです。

## ——治療もしてたの？

ピネルは、道徳療法（モラル・トリートメント）と言って、今で言う精神療法（心理療法）のようなことを行っていました。

ピネルは、心の病気の患者さんに対して、「この人は、今は病気の状態にあるけど、完全に狂っているのではなくて、心の中には今も健康な部分も残っているはずであり、その健康な部分に働きかければ良くなるはずだ」という信念をもっていました。道徳療法は、そのような心の健康な部分に働きかけようとする試みです。もっとも、道徳療法は、ひとつの「理想」とされる道徳的なあり方を患者さんに押しつけるもので、それぞれの患者さんの個別性は大事にされていなかったようです。

また、ピネル以降、心の病気の患者さんが鎖から解放されたとは言っても、暴れる人などは、一時的に体をしばりつけて拘束《こうそく》されたり、部屋に閉じ込めて隔離《かくり》されたりすることがありました。また、それが懲罰《ちょうばつ》的に使用されることもあったようです。病院の中での自分の処遇《しょぐう》に対して文句を言う人たちが、「文句を言うということは病気の悪化だ」とされて閉じ込められたりしていたのです。

日本の場合はもっと遅れていました。日本で公的な精神科病院ができはじめるのは明治時代の１８７０年代（19世紀末）です。１８７９年に、東京大学医学部に精神医学の教室ができています。

当時の日本には十分に精神科病院がなく、心の病気の人たちの多くは「私宅監置《したくかんち》」と言って、各家の「座敷牢《ざしきろう》」のなかに閉じ込められていました。座敷牢というのは、一種の「オリ」のようなもので、食事は家族が「エサ」を与えるように持っていくことになりますし、排泄物《はいせつぶつ》も垂《た》れ流しになりがちでした。栄養状態も衛生状態も悪く、本来だったらならなくていい体の病気にかかって亡くなることもあったようです。

**——ひどい。**

そこで、当時の呉秀三《くれしゅうぞう》（1865〜1932年）という精神科医は、日本全国で私宅監置の状況を調査しました。彼らは、座敷牢の写真を撮り、状況を記録して、1918年には『精神病者私宅監置ノ実況及《じっきょうおよ》ビ其《その》統計的観察』という本を出版しています。その本のなかで呉秀三は、「わが国に十何万といる心の病気の患者さんは、この病気になったという不幸のほかに、この国に生まれたという不幸も重なって苦しんでいると言うべきである」と書いています。同じ時期のヨーロッパでは精神科病院が十分にあり、患者さんはまがりなりにも治療を受けることができていたのに、日本にはそういう病院がないので、日本に生まれたことで不幸が二重になっている、ということです。

私宅監置を調査した記録によると、当時、心の病気の患者さんが全国で15万人くらいいましたが、入院できる病床《びょうしょう》（ベッド）は５０００床しかありませんでした。ですから、日本はたくさんの精神科病院をつくらなければなりませんでした。

病院には、これくらいの患者さんを入院させるためには、最低でも医師や看護師がこれくらいは必要だよ、という基準があります。ところが、国は、精神科病院を急いでつくるために、その基準を大幅にゆるめました。今で言う「規制緩和《きせいかんわ》」ですね。それによって、全国に爆発的に精神科病院ができる時代がやってきます。でも、簡単に想像できるように、急いでつくったものは質が悪くなりがちです。精神科の専門ではない医師が精神科病院をつくるケースもたくさんあったのです。

さらに、そのようにしてできた精神科病院をもとに、後に「隔離《かくり》収容政策」と呼ばれる政策が行われていきます。現在は、精神科にかかると言うと、外来を受診するイメージだと思いますが、20世紀の後半までは、精神科にかかるということは、入院するということとほぼ同じことでした。それも、多くの場合でかなり長期間入院することがふつうであり、むしろ長期間「隔離収容」しておくことが良いことだとされてしまっていたのです。

とくに「統合失調症《とうごうしっちょうしょう》」の患者さんは、「一生」と言ってもおかしくないくらいの長期間入院している人も多かったのです。もちろん、今では「統合失調症」の患者さんでも、外来だけで治療できるケースも多いですし、入院してもなるべく早く退院して、地域でくらせることが多くなりました。

しかし、社会復帰を重視していなかった隔離収容政策のなごりで、現在でも在院日数1万日を超える人が何人も入院をつづけています。2017年6月末の厚生労働省による「精神保健福祉資料（630調査）」によると、精神病床のある全国の病院で50年以上入院している患者さんの数は、少なくとも1773人いることが明らかになっています。おどろくべきことに、1923年から入院をつづけていた患者さんまでいたのです。

医学部を目指す人は、「人の命を救いたい」とか「人を助けたい」という動機を持つ人が多いと思いますが、「隔離収容政策」という言葉からわかるように、精神科の医療というのは、その仕事の何割かは「治安維持《ちあんいじ》」の機能を担わされているんです。

## ——治安維持？　どういう意味？

たとえば、自分を傷つけたり、他人を傷つけたりする恐れがある人を社会のなかに置いておくと被害が出る可能性がありますよね。そういった人たちを入院させておくことによって、精神医療が社会の治安を守る役目を果たす、ということです。そこが他の内科や外科のような医療と精神医療が違うところです。

1964年にアメリカの駐日大使だったライシャワーさんが、「統合失調症」の少年に刺されて負傷するという「ライシャワー事件」が起きます。この事件を受けて、心の病気の患者さんを「野放し」にしておくな、つまり「治安維持の機能をもっと強化すべきだ」という意見が盛んになります。もちろん、そのような意見に反対する意見もあり、その結果として、1965年には「精神衛生法」が改正されます。この法律は治安維持機能を強化するものでしたが、1987年に「精神保健法」となり、患者さんをなるべく早く社会復帰できるようにする仕組みづくりがようやく始まることになりました。

前の項で、「障害の社会モデル」という考え方を説明しましたね。「障害」と見なされているものは、個人の側にあるのではなく、社会の側にあるという考え方です。この考え方にもとづけば、心の病気をもつ人たちが治安を悪くするような犯罪を引き起こしているのではなく、むしろ、心の病気をもつ人たちに対して十分な支援がなされていないために、そういった事件が起こってしまう、と考えることができます。実際、犯罪は貧困や差別などから起こることも多く、心の病気をもつがゆえにお金がなくなってしまったり、まわりの人々から差別されてしまった結果として犯罪を起こしてしまう人がいるのです。

「精神衛生法」は1987年に「精神保健法」、1995年に「精神保健福祉法」と名前を変え、じょじょに患者さんの人権を守るものへと変化していきます。それにともなって、入院期間をなるべく短くして、地域社会で一般の人と一緒に生活をすることが重視されてきてはいますが、日本はほかの国に比べてまだまだ遅れているのが現状です。

たとえば、イタリアでは精神科病院をすべてなくし、心の病気についてはすべて外来で診療するようにしました。入院病床をゼロにするのがかならずしもいいかどうかは別として、現在でも日本はOECD加盟34ヵ国の中でもっとも精神科病床数が多く、在院日数ももっとも長いのが現状です。平均在院日数で比べると、日本は300日弱（約10ヵ月）であるのに対して、ドイツは50日程度、アメリカは2週間程度です。

しかし、今から新たに病気になった人が、10ヵ月も入院しないといけないかというと、それは違います。今は昔に比べて病気自体が軽くなっていますし、薬もいいものができて治りやすくなっていますから、1年以内に退院する人が9割を占めています。3ヵ月以内の入院もかなり多いですし、「急性期《きゅうせいき》病棟」と呼ばれる入院病棟では数週間で退院するケースも多いですね。しかし、先ほど話したような、在院日数何十年という高齢の患者さんも多いので、在院日数の「平均」は長くなってしまうのです。

今は、「統合失調症」でも、「うつ病」でも、「躁《そう》うつ病」でも、ほかの心の病気でも、適切な治療と支援を受ければ、ほぼすべての人が社会復帰できます。学校にも行けるし、大学にも行きたければ行けるし、就職もできる。結婚したり、子どもをもつことも含め、

今は、心の病気でも適切な治療と支援でほぼすべての人が社会復帰できる

自分のしたいことができるようになっています。

**――よかった。でも、今何年も入院している人が社会復帰できないのは、どうして？**

それは、これまで長年にわたって適切な治療と支援がされていなかったから、病気が慢《まん》性化《せいか》して治りにくくなっていることと、退院できるくらいよくなっている人はいるけれど、退院して帰るあてがないという理由からです。病気のせいで調子が悪いときの印象が強いと、家族から退院を拒否されてしまって、自宅に帰れなくなってしまう。となると、独りぐらしをしたりグループホームに住むことになりますが、地域社会がそれを理解してくれない場合があるのです。

たとえば、心の病気の人たちが退院してから共同で住むグループホームをつくろうとすると、周辺住民から、「危険じゃないのか」といって反対運動が起こることがあるんです。「精神科病院に入院していた人」と聞くと、「怖い」と思ってしまうんですね。もちろん、そんなことはありません。実際、犯罪の統計を見ると、じつは心の病気の患者さんのほうが、一般の人々より犯罪率は低いのです。ですが、そのような事実よりも、差別や偏見《へんけん》のほうが勝《まさ》ってしまうことがいまだに多いのです。

精神科病院の入院患者さんが回復しても退院できない背景には、このような差別や偏見による側面もあるのです。

次に治療法について話しましょう。今のような薬による治療法が実用化されるまでには、いくつか別の治療の試みがありました。

その1つは「ショック療法」です。ショック療法にはいくつかやり方があります。ひとつは、「マラリア発熱療法」です。これは「梅毒性精神病《ばいどくせいせいしんびょう》」の患者さんが、発熱後に症状が改善したことから着想を得て、人工的に弱毒化させたマラリアにわざと感染させて、熱を出させる治療法です。

もうひとつは「インスリンショック療法」です。インスリンは膵臓《すいぞう》でつくられるホルモンで、血液中の糖分《とうぶん》を体に吸収させる働きがあります。インスリンを過剰に投与すると、血液中の糖分が急に減って、脳に糖分が行かなくなり一過性の昏睡状態《こんすいじょうたい》に陥《おち》ります。そのショック状態から回復すると、状態が少しよくなっている……そういう治療法です。

**――どっちもワイルドというか乱暴な……。**

そうですね。どちらの治療法も今ではつかわれていませんが、今でもつかわれているショック療法もあります。それは、「電気ショック療法」です。

1938年のイタリアで発明された治療法が原型で、古いやり方では、頭の両側のこめかみの部分に電極を当てて100ボルトの交流電流を流します。すると、痙攣《けいれん》が起こって意識を失います。その状態から回復すると、病気がよくなっている、という治療法です。

この治療法が開発された当時のイタリアはムッソリーニの独裁政権下です。強権《きょうけん》的な政治体制という状況と、こういう暴力的な治療法が発明されたことはどこかリンクしていたとも言われています。

また、「電気ショック療法」は懲罰的に使われてきた歴史もあります。『カッコーの巣の上で』(1975年)というアメリカ映画でも、治療のためというより、病棟のルールに違反した人を懲《こ》らしめるためにつかわれている様子が描かれています(この映画では前に話した「ロボトミー手術」も描かれています)。

そもそも電気ショックは痛いので人道的ではありません。それに、痙攣を起こすと体が全体的に大きく動きますから、ベッドから落ちたり、ベッド柵《さく》にぶつかったりして骨折する危険もありました。このような危険性や、治療目的でなく懲罰目的でつかわれていることが批判され、「電気ショック療法」は1960~70年代にかけてほとんどつかわれなくなりました。

しかし、1980年代以降、ふたたび「電気ショック療法」が少しずつつかわれるようになりました。今つかわれている方法は、「修正型電気痙攣療法」と呼ばれます。以前の「電気ショック療法」との違いは、電気ショックを与える前に、手術のときと同じように麻酔《ますい》をかける点にあります。眠らせた状態で、頭に通電します。それによって、脳は痙攣しているのと同じ状態になりますが、患者さん本人は痛くありませんから懲罰的にはなりませんし、筋肉もあまり動かないので骨折などの事故の可能性も低く、比較的安全に使えます。また、「インフォームド・コンセント」と言って、事前に患者さん本人や家族に対してその治療法の手順や副作用などを十分に説明して、同意を得ることが必要であると決められています。

## ――電気ショック療法は効くの？

効きますね。とくに「うつ病」にはよく効きますし、「統合失調症」にも効きます。よく効くので、今ではかなりの割合の精神科医が「修正型電気痙攣療法」はなくてはならない治療法だと考えていると思います。ただし、どのようなメカニズムで効果があるのかは研究はされてはいますが、決定的なところはまだよくわかっていません。

現在、心の病気に対して行われている治療法には、大きく分けて「身体療法」と「精神療法（心理療法）」と「リハビリテーション」の3つがあります。身体療法は体に働きかける方法で、薬による治療法（薬物療法）と、「修正型電気痙攣療法」があります。

精神療法（心理療法）は、前の項で紹介したような、面接のなかで変化を起こしていく治療法のことです。グループで精神療法を行うこともあり、それは「集団精神療法」と言います。入院している患者さんたちや、外来で通ってきている患者さんたちで、輪になって集団で何かひとつのことを話し合ったり、自分の体験を話し合ったりすることの中から回復の糸口をつかむことができます。

リハビリテーションとしてよく行われているのは、社会生活技能訓練（ＳＳＴ＝Social Skills Training）です。病気の状態から回復して社会のなかで生きていくためには、さまざまなスキルが必要ですが、できるスキルを増やしていくように練習する方法です。

精神科でのリハビリテーションには「作業療法」もあります。屋外作業で畑で野菜をつくるとか、園芸をやるとか、動物を育てるとか、あるいは絵を描くとか手芸をやるとか、いろんなことを行っています。みんなで一緒に作業したり自分で何かをつくることができると、患者さんどうしの交流もできますし、看護スタッフとか医師などとのあいだにも、今までなかったコミュニケーションが生まれます。そういうことが回復に役立つのです。

## ――今の治療法は怖くなくてよかった。

はい。より安全でより効果的な薬が開発されたり、患者さんの人権のことがきちんと考えられるようになって、現在の精神医療のシステムができあがっています。ただし、昔のように人権を無視した監禁《かんきん》や懲罰的な治療はかなり少なくなったとはいえ、今でも注意しなければならないことはたくさんあります。

それは、「医療や福祉における悲惨は、善意の顔をしてやってくる」ということです。

２０１６年に、神奈川県の相模原《さがみはら》の障害者施設で、元職員の男が入所者19人を刺し殺し、入所者と職員の26人にケガを負わせるという事件がありましたね。この事件は、誰が見ても悲惨な事件であり、犯人に対して憤《いきどお》りを感じた人も多いと思います。「この犯人はとんでもない悪意をもった人物だ」と、誰もが思ったのではないでしょうか。

しかし、この事件の犯人が書いていたものを読むと、彼は「殺してあげることが障害者にとって救いになる」と思っていたことがわかります。つまり、犯人にとっては、あの事件は悪意から起こしたものではなく、むしろ「障害者を救ってあげたい」という「善意」から起こしたものだったのです。

この事件は、「相手（患者さん）に対して良いことをしてあげたい」「やさしくしてあげたい」という素朴な気持ちが、実は非常に暴力的なものであることを明るみに出した事件であると言えます。そして、現在の精神医療のなかでもときどき起こる悲惨な出来事や人権侵害のうち、いくつかのものは、相模原の事件と同じような「善意」から生じたものであるように思えます。

前の項で話したように、人間の心には「正常な形」があって、病気の人の心を正常な形に整えることが治療においてもっとも大事だと思っている人は、そういうふうに治療を進めることが本人にとってもいいことだと思っているのですが、それと相模原事件の犯人の思想とは地つづきです。たとえあそこまでの過激な行動はしないとしても、あらかじめ自分のなかに「正常な形」があって、ほかの人をその正常な形に近づけていくことが「正義」である、という考えは、相模原事件の犯人の思想とははっきりと区別できるものではなく、両者にはたんなる量的な違いしかありません。

## ――自分が正しいと思うことを本人の意見も聞かずにやるから？

そういうことです。大事なことは、相手（患者さん）にとって何が正しいのかを、こちら（治療者）が一方的に決めてはいけない、ということです。この考えは、前の項で話した、相手を「変える」のではなく、「変わる」のを見守る、という大原則ともつながっています。

患者さんにとって何が正しいのかを治療者が一方的に決めることは、たくさんの悲惨なことを生み出してきました。たとえば、日本では、１９４８～96年の旧優生《ゆうせい》保護《ほご》法《ほう》のもとで、一部の精神障害や知的障害の人たちに強制的に不妊《ふにん》手術がなされていたことがあります。「こんな障害があるのだから、万が一子どもができてしまっても育てられないし、本人も子どももまわりも苦労するだろう」という「善意」によって、子どもができないように手術をほどこすことが正当化されていたのです。

最近ようやくそのことが人権侵害であったとして裁判が起こり、２０１９年4月には「強制不妊救済法」が成立し、被害者へのおわびと一時金の支給が行われることになりました。

そもそも、どんな障害をもっていても、国家をふくむ自分以外の誰かから、自分がやることを制限されるいわれはありません。子どもをつくる権利だけでなく、施設を出て地域で生活する権利や、自分のしたいように生きることを制限されてはならない。それが基本的人権という考え方です。

障害をもつ人の基本的人権を侵害するのは、国家や行政や病院だけではありません。じつは、障害のある人の親や社会もおなじようなことを、「よかれと思って」やっていることがあります。たとえば、「この子はこういう障害があるから、無理をして社会でくらすよりも、施設でくらしたほうが本人にとって幸せだ」と考えて子どもを施設に閉じ込める場合や、「この子の心の病気はそれなりによくなってきたけど、いま自宅に帰ってきてもまわりの家から偏見《へんけん》の目で見られるから、入院をつづけたほうがいい」と考えて入院を継続させる親は、いっけん子どものことを「やさしい気持ち」をもって考えているようではありますが、やはり自由を奪っているのです。

**——そういうことも、人権を侵害することになるんだね。**

そうです。実際、かつて「障害者運動」と呼ばれる動きのなかで、障害者たちはそのような「やさしい気持ち」を批判して、自分たちには「危険を冒《おか》す権利」があるのだと主張しました。障害のない人だったら、危険だと思われることでも、親やまわりの反対をおしきってやることができますよね。たとえば、登山経験がなくても、「富士山に登る」と強く主張したら、「やめなよ」とは言われるけど、「それでもやるんだ」と言いはったら、多分やらせてもらえます。

でも、障害があるというだけで、親やまわりの人たちがよかれと思って、「やさしい気持ち」で、「あなたは危険を冒さないで、施設にずっといるのがいいのよ」と言ってくる。「やさしい気持ち」のせいで、人権を侵害されているんです。そこで彼ら障害者たちは、「自分たちも危険を冒す権利があるのだ」と主張して、重度の知的障害などをもっている人も、施設を出て独りぐらしを始めました。それまでは施設でしか生活できないと思われていた人が、1人でくらすことを始めたのです。

もちろん1人と言っても、いろいろなサポートを受けながらですが、基本的には独りぐらしをする。それは容易なことではありませんが、まさにそのような「危険を冒すこと」によって、彼ら障害者たちは自分の可能性をさまざまに発展させることができたのです。

心の病気にかんしても、同じことが言えます。どんな治療法をするにしても、患者さんに対して、「よかれと思って」何が正しいのかを一方的に決めないこと。そのためには、どういった治療を行うのかを、しっかりと患者さんと話し合うことが必要です。そして、その治療は、患者さんを「変える」ものではなく、「変わる」ことを支援するためにあるのだ、ということをつねに忘れないようにしなければいけません。それが、これまでの精

## 「やさしい気持ち」で「よかれと思って」何が正しいのか一方的に決めてはいけない

神医療の歴史から引き出すことのできる最良の教訓です。

「やさしい気持ち」や「善意」には、危険な側面がある、ということをよく覚えておいてください。なぜなら、そういった気持ちには、「他人をある特定の〝良い形〟にしてあげたい」、あるいは「自分が思うとおりに他人をコントロールしたい」という考えがどこかに入り込んでくるからです。極端なことを言えば、精神障害や身体障害の人に対して「やさしい気持ちで接したい」と思っている人は、相模原の事件の犯人と似ているんです。

もし、あなたが将来、医師やカウンセラーや看護師、あるいは福祉関係の仕事につきたいと思っているなら、それがどのような気持ちから出てきているのかを、よく考えておいてほしいと思います。

# 第2章

# 心の病気の人はどんなふうに困っているの?

# 1 頭のなかが騒がしい――統合失調症

ここからは具体的な病気の話をしていきます。

最初は、「統合失調症《とうごうしっちょうしょう》」を取り上げます。「統合失調症」は、「うつ病」や「躁《そう》うつ病(双極性障害《そうきょくせいしょうがい》・双極症)」とともに、精神医学が中心的に扱ってきた心の病気です。対比しながら見るとわかりやすいので、ときどき「うつ病」や「躁うつ病」のことにも触れます。

「統合失調症」の症状としてよく知られているのは「幻聴《げんちょう》」と「妄想《もうそう》」です。幻聴は、誰もいないのに声が聞こえてきて、しかもその声が自分に直接話しかけているような感じがすることです。妄想は、たとえば「自分は大きな組織に狙《ねら》われている」などの、ふつうだったら考えられないようなことを信じていることです。

もう1つの症状は、「連合弛緩《れんごうしかん》」といって、いろいろなことが支離滅裂《しりめつれつ》(バラバラ)になることです。人間の言葉や思考は、だいたい何かしらのまとまりをもっています。だからほかの人が言っていることも理解できるのですが、状態が重いときの「統合失調症」の患者さんの話や行動は、まとまりがなくバラバラで、言っていることとやっていることが全体としてよくわからなくなることがあります。

一般的には、この3つが「統合失調症」によく見られる症状です。

でも、これだけでは「統合失調症」の患者さんがどんな世界に生きているか、どんなことを考えているか、どんなことがつらいのか、とかいうことはあまり見えてきませんね。「統合失調症」の患者さんの生きている世界に入り込んでみて、彼らがどんなふうに生きているかを考えてみましょう。

## ――入り込んでみるの？

はい。典型《てんけい》的な「統合失調症」の患者さんたちの人生を考えるとき、キーワードになるのは「未来の先取り」です。「統合失調症」は、未来を先取りしようとする病気なのです。逆に、「うつ病」は、過去のことが非常に重要になる病気です。

ふつう、未来は待っていれば来ますが、「統合失調症」の患者さんは、何が起こるかわからない未来にあこがれたり、逆に未来に不安を抱いたりしながら、その未来にひと足先に触れようとするのです。

## ――未来に触れようとする？

いきなりそんなことを言われてもわからないと思うので、まずは典型的な「統合失調症」の患者さんがどんな人生を送っているのかという話から始めましょう。

もっとも、「統合失調症」は、患者さんによっていろいろ姿が違って、１００人いれば１００通りの「統合失調症」があると言われます。これは、だいたい同じような姿をしている「躁うつ病」や「うつ病」とは対照的です。しかし、それでも共通している部分があるのです。

まず、「統合失調症」の患者さんは、生まれたときから「統合失調症」なのではありません。発症する年齢は、思春期から青年期にかけてがもっとも多く、だいたい10代後半〜25歳くらいです。高校生や大学生、社会に出てすぐの時期ですね。女性の場合は、30代半ば〜30代後半くらいで発症する人もいます。40歳以上というのは、男女ともあまり見かけません。

患者さんのご両親に聞くと、だいたい「小さいころは手のかからない子どもだった」と言います。「反抗期がなかった」と言うこともあります。

## 「統合失調症」の患者さんの子どものころは、安心していられる感じが薄い

本人や家族の話を聞いていくと、患者さんは子どものころから自分がしたいことを自分の意志でやるというより、むしろまわりの人に合わせていたことがわかります。まわりの人がどう考えているか、まわりの人が今何をしてほしいのか、そういうことをすごく敏感《びんかん》に感じ取って、まわりに波長《はちょう》を合わせつづけていたという感じです。

「人に合わせる」と言うと、いいことのような気がしますが、別な言い方をすれば「振り回されている」ということです。「ここだったら人に振り回されずに安心していられる」「ここなら自分らしくいられる」、「自分が主体的に何かをできる」という、自分のベースキャンプ（基地）にいるような感覚、言ってみれば「安全保障感」のようなものが、「統合失調症」の患者さんの幼少期には、薄いことがあるようです。

――安全保障感？

はい。自分のすべての基盤となるベースキャンプにいるときは、子どもは安心できますし、自分の好きなことやしたいことを主張したりできるものです。ところが、そのベースキャンプがしっかりしていないと、落ち着ける場所のない世界に放り出されたような状態になります。なので、まわりの人を一所懸命観察して、まわりに自分を合わせていくこと

によって、どうにか自分の生活を維持することになります。

　船でたとえると、船は港に停まっているときはいかりを下ろしてロープ（もやい）で岸《がん》壁《ぺき》につなぎ止められています。つなぎ止められている限りは、そこから大きく動くことはないですから、船の上で安心して寝たり、飲み食いしたりできます。それがふつうの子ども時代だとしたら、「統合失調症」の患者さんの子ども時代は、岸壁につながれていないようなものです。いつもあらゆる方向から波が来て船も揺《ゆ》れるし、場合によっては転覆《てんぷく》するかもしれない、という不安にさいなまれています。だから、ひとつひとつの波の様子を見ながら、波に自分が合わせていくことによって、自分の生活を維持しているのです。

## ――疲れそう。

　大変ですよね。でも、お母さんやお父さんからすると、自分（親）が思っていることに子どもが合わせてくれるので、「育てやすかった」「反抗期がなかった」という印象になるわけです。

　そういう子どもが小学生や中学生くらいになると、多くの場合、まだはっきりとした自分というものをもっていないので、同性の友だちの真似《まね》をして生きていくようになります。

友だちはどんなものが好きか、どんなことをするのが楽しいのか、どんなふうに生活しているのか、そういうことを観察して真似をしながら学んでいくのです。

もちろん、これはどんな子どもでも多少なりともやっていることで、真似していること自体が異常というわけではないのですが、「統合失調症」の患者さんの子ども時代は、その側面がずっと強いようです。

女の子だと、いつも同じ2人組でしか行動できないタイプがあります。2人という密着的な関係で、どのマンガを買うか、どのアクセサリーを買うか、どのお菓子を買うか、そんなことを全部その人に合わせていた、という話をしてくれた患者さんもいました。

## ——そのときはそういう人間関係に悩んでないの？

しんどいところもあるでしょうね。波に飲まれてしまわないように、つねにまわりを観察していないといけないのですから。しかし、まわりからは、そんなにヘンには見えません。

中学生や高校生くらいになると、「しっかりした自分がない」という感じを自分でももつようになります。そして、病気がはっきりと始まるちょっと前くらいの時点で、「一念《いちねん》発起《ほっき》」することがあります。「自分がまだ獲得できていない『主体的な自分』をどうやって獲得するか」という切実な問いが出てくるんです。その時期には、勉強をものすごくがんばるとか、スポーツなどまったく新しいことを始めるとか、それまでと違って急に社交的になるとか、本をメチャクチャ読みふけるとか、まるで人が変わったように過剰に活動的になることがあります。

さきほど言った「未来の先取り」という「統合失調症」の特徴は、すでにここにあらわれています。「自分は今は13歳で、『しっかりした自分』というものがない」ということが過剰に意識されるようになるのです。ふつうは、「20歳くらいになったら、もっとしっかりしているはず」と思ってやりすごすことができます。しかし、その20歳の自分をなんとか今がんばって先取りして、すぐに実らせようとするのです。

このような「未来の先取り」は、すぐに強い「焦《あせ》り」を生じさせます。つまり、「未来の先取り」はいったん始まるやいなや、むしろ「それをしないと自分が世の中にいられないような感じ」になるのです。そうしなければ、自分が世界から消えてしまうような気がする。先取り的に過剰な努力をすることによって、初めてひとりの人間としていられるようになる、という「焦り」の感覚があるんです。

こうなると、世界に対して自分が「勝つか負けるか」という完全な二者択一になって、もう「後がない」感じになって、ひどく不安になります。「後がない」という日本語は面

## 未来の先取りができなければ、すべてが終わってしまう、という感覚になる

白くて、「後がない」ということは、「前（先）しかない」ということです。つまり、「先取り」ができなければすべてが終わってしまう、という感覚になるのです。

**――それキツそう。**

そうですね。この時期は、症状が目立つというよりも、行動が変化する時期です。ほとんどの場合、幻覚も妄想も出てきていないし、支離滅裂なところも出てきていません。だから、まだはっきりと「統合失調症」という診断をくだすことはできないのですが、その後の経過をみると、発病を準備している状態であることがわかります。

実際、このあとすぐに「発病前駆《ぜんく》期」と呼ばれる時期がやってきて、少しずつ体の症状（自律神経症状《じりつしんけいしょうじょう》）が出てきはじめます。たとえば、急に頭痛がするようになるとか、便秘《べんぴ》と下痢《げり》を繰り返すようになるとか、胸がドキドキする「動悸《どうき》」が起こったかと思えば、逆に急に脈拍がゆっくりになる「徐脈《じょみゃく》」が起こることもあります。両極端のあいだを揺れ動くのが特徴的ですが、そうでない場合もあります。こういった症状を「基底《きてい》症状」と呼んでいます。

この時期には、体の症状を気にして内科や小児科にかかることがありますが、たいてい

「自律神経失調症」等と言われます。つまり、まだ「統合失調症」という診断はつかないことが多いのです。

そのうちに、音とか、味とか、匂《にお》いとか、いろいろな感覚がすごく敏感になってきます。ちょっとした音がすごく怖い感じに聞こえたり、雑音が気になったりするようになります。小さい物音が、自分を襲ってくる、侵害してくるような感じに聞こえたりもするようになる。味も今まで感じていた味覚《みかく》と違って、「奇妙」に感じられるようになってくる。

いろんな感覚の過敏さが出てきますが、その過敏さはたんに量が強くなったというよりも、これまで感じたことのない質をもつように感じられるものですので、患者さんはとても不安になります。さっきの「焦り」の感覚は、こうなると「追い詰められている」という感じになります。

このころになると、だいたい不眠がはじまって、夜寝られなくなっていることも多いです。敏感になっているから、いろんなことが気になって、寝られなくなるのです。

このころ、ほぼ同時に起こるのが、「頭のなかが騒がしくなる」ことです。

## ――頭のなかが騒がしい?

はい。患者さんに、「頭のなかが騒がしい感じ?」とか「頭のなかが忙しい?」と聞くと、まさにそのような感じだと言います。

ふだんボーッとしているとき、頭のなかにはいろんな考えがポツポツと湧《わ》いていますね。授業中でも、「早く授業終わんないかな」とか「今日の給食はなんだろう?」とか「早く家に帰ってゲームしたい」とか、関係ないことがポツポツと浮かんできますね。でも、そういった考えは、全部「自分が考えている」という感じがあって、浮かんでくる考えに煩《わずら》わされることはそれほどないですよね。ところが、そういった考えにとても煩わされるようになるのです。

どうして煩わされるようになるのかと言うと、まず、頭のなかでポツポツと浮かんでくる考えの量が増えるんです。さらに、まったく関係なさそうなことまで浮かんでくるようになります。たとえば、授業を受けているときに、給食やゲームなどの日常的なことが浮かんでくるのは、たしかに授業とは関係はないですが、自分にとっては十分に関心があることです。でもぜんぜん関係ないような考え、たとえば何の脈絡《みゃくらく》もなしに「東京タワー」のことが浮かんできたり、「ウクライナ」という言葉が浮かんできたりすることはふつうないですよね。そういった関係なさそうなことがどんどん浮かんできて、それにいちいち気をとられて、目の前のことに集中できなくなるのです。

こうなると、授業を受けていても先生が何を言っているのかわからなくなります。それまでは、授業に関係のないことを考えながらも、そこそこ集中して授業を受けていたけれど、頭のなかに浮かんでくる考えに煩わされるようになると、先生が何を言っているのかがぜんぜんわからなくなりますし、友だちと話しているときも、友だちがしゃべっている内容とは関係のない、いろんなことが頭のなかに浮かんできて、友だちが何をしゃべっているのかわからなくなってしまいます。

## ――ずーっとそういう状態なの？

そうですね。この時期には授業もわからなくなりがちなので、通知表を見ると、はっきりとある時期に成績が下がっている場合もあります。家族も、その時期のことを振り返って、「あの時期は、何を言っても上の空だったし、突飛《とっぴ》なことをするし、なんかヘンだった」と言うことがあります。

「頭のなかが騒がしい」という状態は、専門用語では「自生思考《じせいしこう》」と呼びます。自分が考えようともしていないような考えが勝手に（自生的に）湧いてくるのです。また、湧いてきている考えが、「自分が考えているのではない感じ」になるのが自生思考の大きな特徴です。

「カクテルパーティ効果」という言葉があります。パーティでは、いろんな人の話し声や足音や食器の音など、さまざまな雑音がありますが、今自分が話をしている相手の声だけがくっきりと聞こえることを、そう呼びます。ちょうど、このカクテルパーティ効果が働かず、ふだんなら気づかないような雑音も除去されずにそのまま全部頭に入ってくるような感じが、この時期です。

**――それってすごいストレス……。**

はい。こうなると、次はいろんなものが「目につく」ようになります。感覚がすごく敏感になっているので、たとえば、道を歩いているだけで、ふだんは気づかない標識《ひょうしき》とか看《かん》板《ばん》とか、看板の錆《さ》びとかに気づきやすくなるんです。

そして、だんだんその「目につく」ものが意味深長《しんちょう》に（意味ありげに）見えてきます。このあいだまではなんともなかったのに、今ではいろんなものが「目立って」いて、それが全部「自分に刺さってくる」という感じです。ふつうは、通学路を歩いているときには、「いつもどおりの景色で、なんのヘンテツもないなあ」と感じると思いますが、この状態になると、あらゆるところに違和感がある、むしろ「ヘンテツだらけ」という感じになります。

こういうヘンテツだらけの世界は、緊張感で張りつめているように感じられます。比喩《ひゆ》的に言うと、「いつこの世界が破れて、その裏側が見えるようになるかわからない」という感じになったり、「今自分が生きている世界が、一気に壊れてしまうのではないか」あるいは「まったく別のまったく新しい世界に、急に裏返ってしまうのではないか」という感覚が生じるのです。

**――そんなスゴイことになってるの？**

はい。非常に大きな不安を感じます。こういう状態を「妄想気分《もうそうきぶん》」と言います。

ふつう、自分が住んでいる世界は絶対に崩れることはないと思っていますよね。だからこそ、たいていの人は安心して世界のなかに住めているのです。自分が生きている世界が、次の瞬間には壊れているかもしれない、あるいは火星になってるかもしれない、なんて思っていないからこそ、安心して住めているのです。それが崩れそうになる、という体験が妄想気分です。

**自分が住んでいる世界が、次の瞬間には壊れているかもしれない、という体験が「妄想気分」**

つづいて、まわりのさまざまなものが自分に向けられたメッセージのように感じられるようになります。これまでは気づいていなかった、ちょっとした変化が、自分にとって重大なメッセージをもっているのではないか、という感じになるんです。

しかもそれは、たんに自分にとって重大なメッセージを持っているのではなく、正確に言えば「自分にだけ」重大なメッセージを持っているという感覚です。言い換えれば、世界に対してたったひとりで対峙《たいじ》しているという感じです。これはすごく怖いですね。しかも自分が対峙している世界は、今にもすべてが崩れて消滅してしまうか、あるいはまったく新しい裏側の世界に一気に変わってしまうという、ものすごい緊迫感のある世界です。

**——とてもふつうに生活できそうにないね。**

はい。最後に、そういうすごく不安定な状態のなかで、「突如《とつじょ》ひらめくようにして何かがわかる」という体験が起こります。たとえば、街中を歩いていて、犬を見かけたとします。その犬が「何かちょっとヘン」で、何か「目立つ」感じがします。近づいてみると、その犬が「お手」のような動作をします。妄想気分の状態にある人は、この犬の動作をみて、「これは自分に向けられた天の啓示《けいじ》なんだ!」等と、一気に確信するんです。

それまでは、自分だけに向けられた意味がありそうだけど、どんな意味なのかはよくわかっていません。なんだか意味深なのだけどその意味が宙吊《ちゅうづ》りにされている、もどかしい状態です。ですが、この段階では一挙に、はっきりと「わかった！」という確信が起こるんです。こういう体験を「妄想知覚《ちかく》」と呼んでいます。

こんなことが起こるのは、先に話した、幼少期から思春期にかけて「しっかりした自分がなかった」ということと関係しています。もともと自分が安心して世界のなかに住むことができるようなベースキャンプがなかったからこそ、思春期くらいには自分が消えてしまうのではないかと思ってしまうようになる。そして、自分が消えるということは、世界も消えてしまうということです。

そんななかで、「わかった！」という確信がはじめて得られるのが、妄想知覚です。つまり、妄想知覚は、世界が解体していく危機の最後にたどり着いた、たったひとつの手がかりなのです。妄想知覚は、「統合失調症」という病気の発病がはっきりする症状ですから、ある意味では病気が進んでいるとも言えますが、別の意味では、回復の第一歩でもあるんです。

実際、「統合失調症」にはいくつか種類があって、こういうタイプの妄想知覚が起きるものを「妄想型」と呼びますが、「妄想型」はほかの種類の「統合失調症」よりも予後がいい（回復しやすい）んですね。

反対に、こういうタイプの妄想知覚が起こらない種類の「統合失調症」は、どんどん世界が解体していく方向に向かいやすい。幻聴はもちろん、自分の思考や感覚も、自分のものではなくなっていくようになる。そのうちに、手を動かすとか、しゃべるとか、そういうことも自分の意志でやっているのかどうかもわからなくなってきます。

こうなると、自分が何かやっても、「人からやらされている」「操《あやつ》られている」という感じになる。これを「させられ体験」と言います。自分が他人に乗っ取られると言ってもいいでしょう。

哲学に由来する考え方で、人間の心の機能を「知・情・意」の3つに分ける考え方があります。「知」とは考えること、「情」は感情、「意」は意志です。ふつうは、この3つの機能はぜんぶ自分のものですが、これが急激にぜんぶ他者に乗っ取られている感じになる、という種類の「統合失調症」を「解体型（破瓜《はか》型）」と呼んでいます。

## ——感情も？

はい。「統合失調症」の症状のひとつに、「感情鈍麻《どんま》」と呼ばれるものがあります。物事について自然な感情がまったく出てこなくなる一方で、急に妙な感情が起こって、急に笑ったり、急に怒ったりするという症状です。

ただ、「解体型」の患者さんは最近はほとんどみなくなりましたね。昔の「統合失調症」には、それまでまったく元気で、ふつうに学校へ行って勉強もして友だちもいる人が、14歳くらいでわずか1ヵ月くらいのうちに知・情・意がすべて解体して、支離滅裂なことしか言えなくなったり、ずっと独り言を言っているという状態になってしまうことがありました。

今は、「統合失調症」という病気自体が、だんだんと軽症化していて、最近の診断基準では、統合失調症を「妄想型」「解体型」などに分けることをやめるようになったほどです。

比喩的に言えば、「解体型」は、世界が崩れていく際に足場をもてないので、どんどん支離滅裂になっていくという感じです。それに対して「妄想型」は、妄想知覚があることによって、そこを足場にしてなんとか回復の糸口をつくれるようになる。むしろ、人生においてそういう足場が初めてできた、と言うこともできると思います。

このように考えると、「妄想知覚」もまた、1つの「未来の先取り」であることがわかります。自分の住む世界のすべてが崩れそうになっているときに、一瞬で何かをひらめいて、それを足場にすれば、すべてのことがすっかり整理されて、安心してくらせるようになるはずだ、ということですから。それは、崩れかけた現在に対して、回復した未来を先取りしようとすることであるとも言えるのです。

「妄想知覚」は、「世界の真実がわかった」というような類《たぐい》のひらめきで、「ものごとには裏があるということがわかる」という感覚に似ています。世の中で起こるいろいろなへンなこと、それをぜんぶ支配している黒幕がどこかにいることがわかる、という体験です。

すると、「妄想知覚」以後、世の中のいろんなことが、それぞれの患者さんに独自の仕方でまとめあげられていきます。たとえば、「となりの家の人が、昨日までは竹ぼうきで掃除をしていたのに、今日はプラスチックのほうきで掃《は》いてる。これには意味があって、黒幕がそうさせているんだ」というふうに、すべての出来事がその「公式」によって解釈されるようになっていきます。「統合失調症」の「妄想」というのは、これのことですね。

## 「統合失調症」の患者さんにとって妄想は回復の過程

「統合失調症」をたんに病気として見ると、妄想は症状ですから、できるだけ早く取り除いたほうがよいということになります。しかし、本人にとっては、妄想は回復の過程です。言い換えれば、妄想がなくなってしまったら、「解体型」のように心が解体していってしまうのです。ですから、妄想は、いつでも完全に取り除けばいい、というわけではありません。

**――妄想知覚を足場にして解釈し直すその解釈は、自分がしているという感じがあるの？**

あるとも、ないとも言えます。自分で解釈しているという感覚があるとともに、「妄想知覚」の公式それ自体が、解釈を駆動《くどう》する力をもっているという側面もあります。「フラクタル図形」のようなイメージです。フラクタル図形とは、ある単純な図形（基本的なパターン）自体にその図形を何回も適応していく図形です。同じパターンがどんどん自己再帰的に繰り返されて、どんどん複雑で緻密《ちみつ》になっていきます。

**――ところで第1章では、「統合失調症」の患者さんは「間主観性」がないということだったけど、子どものころ、まわりに合わせられてたのはどうして？**

「統合失調症」の人が「まわりに合わせる」ことは、間主観性とまったく逆のことなんです。間主観性というのは、とくに何も努力しなくても、他人と場を共有していることによって、何かが伝わるということです。つまり、他人と一緒にいても安心していられると

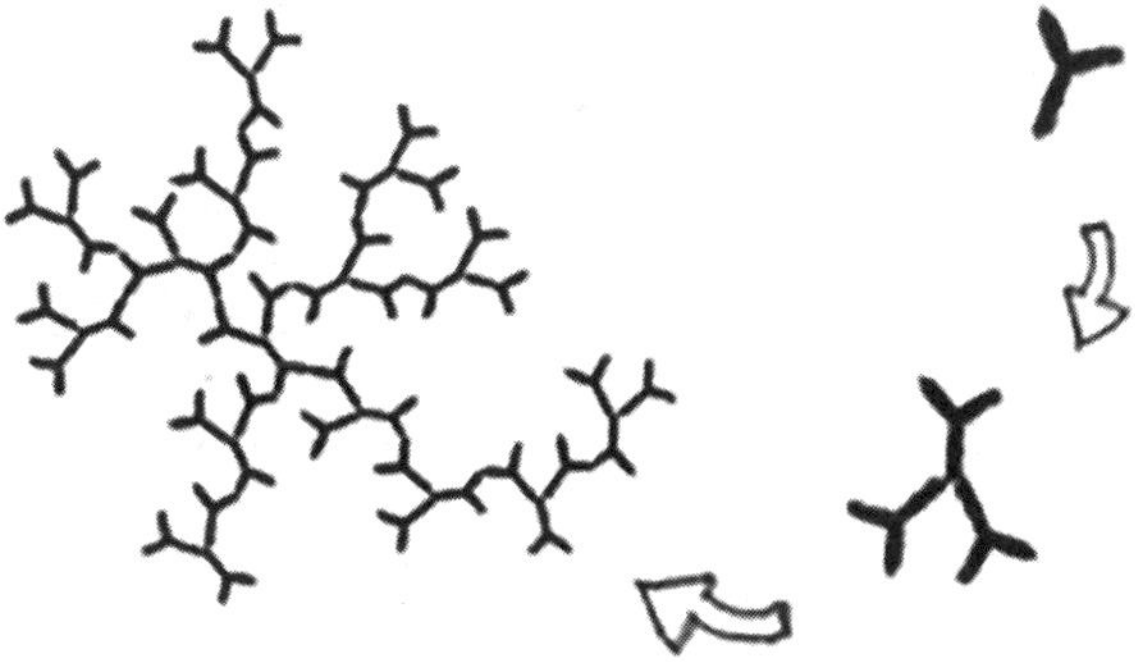

フラクタル図形

いうことです。「統合失調症」の患者さんは、そういう間主観性が働いていません。適切ないい「間」で、人とのあいだにいることができないのです。つねに「間が悪い」からこそ、自分が先手先手を打って「人に合わせる」ということをやっているのです。

　だから自然にいられないし、余裕がないという感じになる。船を港にロープでつないで停泊させていたら、船の上で昼寝でもしようかなという余裕ができるはずです。でも、港につながっていなければ、そういう余裕はもちにくいですよね。

**——どうしてそうなるの？**

昔は「こういうタイプの母親だと子どもが

『統合失調症』になる」というようなことが言われていましたが、今では否定されています。親の育て方の問題ではないのです。

「統合失調症」は、生涯《しょうがい》有病率《ゆうびょうりつ》（一生のうちに一度はその障害になる人の割合）がだいたいどこの国でも１００人に０・７人くらい、つまり１％弱です。１学年に２００〜３００人くらいいるとすると、学年で２〜３人です。世界のどの国でも、どこの文化圏でもだいたい同じだと言われています。

また、「統合失調症」には遺伝の影響はないわけではありませんが、「この遺伝子があったら『統合失調症』になる」といったような単純な遺伝ではありません。環境の影響によって「統合失調症」になる、とも言えません。遺伝も環境も、心理的な問題も、それぞれ少しずつ影響を与えて発症するけれども、そのうちのどれかが決定的な要因であるとか、特定のこれが原因である、ということはないのです。

さらに、「統合失調症」の発病は予防はできません。けれども、「妄想気分」や「妄想知覚」が起こる前の、自律神経失調の症状がで出たり、成績が急に下がったりするころ（あるいはその前）に、適切な支援を受ければ明確な発病を防いだり、発病したとしても症状を軽くすることはできると言われています。

## 「統合失調症」は人間が進化していくうえで必要な機能だ、という考え方もある

精神科医の中井久夫（1934年〜）は、「統合失調症」は人間が進化していくうえで必要な機能であり、だからこそ自然淘汰《とうた》にも耐えて今でも残っているのだと言っています。中井さんは、「農耕民族」と「狩猟《しゅりょう》民族」の区別を参考にしています。農耕民族は資産である畑を管理してそこから定期的な収入を得て、それを守り、拡大していきます。過去が重要である「躁うつ病」や「うつ病」はこのタイプの人たちに似たところのある病気であるとされます。

他方、狩猟民族は、その日に獲物《えもの》が獲《と》れるかどうかが大問題です。だから、森や林に入っていくさいには、鹿が葉っぱを踏む「カサッ」という音のようなわずかな兆候にすごく敏感になって、先取り的に矢を放たなければいけない。獲物が動いたあとに反応していては遅いですから、つねに先回りする必要があるわけです。

すると、「狩猟民族」は「統合失調症」の人たちのあり方とよく似ていることになります。こういう人たちがいることが、人類の発展にとって役に立ってきたし、進化論的にも、そういう「未来の先取り」を志向する人たちの遺伝子が残ってきたのだと中井さんは言うのです。

次に治療の話をしていきます。「統合失調症」の治療は、入院が必要になることもあり

ますが、最近では外来だけで診られる場合も多いです。

治療でよくつかわれるのは「抗精神病薬《こうせいしんびょうやく》」です。「向精神薬《こうせいしんやく》」というよく似た言葉がありますが、「向精神薬」は人間の心に作用する薬全般のことで、その「向精神薬」のなかに「抗精神病薬」、「抗うつ薬」、「気分安定薬」、「抗不安薬」などいろいろなものがあるのです。「抗精神病薬」というのは、基本的には「統合失調症」を治療する薬です。

ごく簡単に言うと、オーバーヒート状態になっている脳を休めて、頭のなかの「うるさい」「騒がしい」状態を減らす薬です。いろんなノイズにずっとさらされていると、脳がフルスピードでつかわれて、熱くなってきます。そこで、脳の活動を抑えることによって冷ますのです。すると、いろんな考えが湧いてきてぜんぜんまとまっていなかった頭のなかで、だんだん自分本来の考えや意志のまとまりが見えはじめてきます。

「頭のなかが騒がしい」状態は、脳内伝達物質のひとつである「ドーパミン」が過剰になっている状態です。抗精神病薬は、ドーパミンを抑えるのが主な作用です。ただし、ドーパミンを抑えると、心の機能が全般的に低下し、副作用として眠くなったり、ぼんやりしたりすることもありますから、多くの量を飲めばよいわけではありません。むしろ、量は最小限にすべきです。

抗精神病薬が多量に投与されると、副作用として「パーキンソン病」のような症状が出ることがあります。パーキンソン病は、脳のなかでドーパミンが不足して起きる病気で、手とか体の筋肉の動きが硬くなったり、手や足が震《ふる》えたりします。

抗精神病薬の量が多いと、筋肉の動きが硬くなったり、手や足が震えたり、顔の筋肉がうまくつかえなくなってヨダレが出るという副作用が出ますし、そういった副作用が出ている状態がつづくと、あとになって「ジスキネジア」という症状が出ることもあります。これは、何もしていないのに、足がピクッと動いたりする症状です。また、なんだか心がソワソワしたり、足がムズムズして、ジッと座っていられないという「アカシジア」という副作用も見られます。

――いろいろな副作用があるんだね。

そうですね。最近は新しい薬の開発が進んで、副作用が比較的少ない薬もたくさん出ているので、それほど副作用に苦しまずに治療できるようになってきました。抗精神病薬は、幻聴や妄想が活発なときには脳をクールダウンするために必要ですが、副作用はできるだけ避けたいですよね。副作用かな？　と思ったら早めに医師に相談するのが基本です。

「統合失調症」にかんしては、薬物治療はほとんどの場合で必要になります。カウンセリングだけで治ったという報告もないことはありませんが、薬を併用したほうが治る確率が高いし、期間も短くてすみます。ただ、薬の量が多いと副作用も増えるし、多すぎると自発性を低下させてしまうという危険があるのです。

また、精神科にかかりはじめると、薬を飲み始めることだけでなく、妄想をちゃんと聞き取ってくれる場所ができるという点も重要です。

診察室で面接をつづけていくなかで、薬が効いてくると、だんだん頭のなかのノイズが減ってくる。すると、どれが自分の考えで、どれが自分の意志なのかがはっきりしてくるようになり、自分の考えや行動にも、ある程度のまとまりが出てきます。まとまりが出てくると、社会とうまく折り合いをつけることができるようになっていきます。

## ――そうなの？　妄想をなくさなくてもいいの？

妄想は、完全に取り去るというよりも、勢いを弱めたうえで、それとどう折り合いをつけるかのほうが重要です。薬を飲んで、自分の妄想がちゃんと聞き取られる場を病院のなかにもち、さらに「そんなこと考えないほうがいい！」と頭ごなしに言われるのではなく

## 社会復帰は、「マジョリティ」ではなく「マイノリティ」としてうまくやっていくことを目指す

て、「こういうふうにも考えられるんじゃないの?」とか、「こういう場合もあるんじゃない?」というようなアドバイスをしてもらうことをつづけていくと、だんだん社会と折り合いがつくようになっていきます。安全な環境で他者に自分のことを聞いてもらう、ということがいちばん大事なのです。

注意しなければならないのは、回復のためには「正常なマジョリティ(多数派)」を目指さないようにする、ということです。「正常なマジョリティ」を目指すのは、むしろ危険なことです。というのも、「統合失調症」の人たちのもともとの悩みは、「しっかりした自分がない」ということでした。それで、「一念発起」によってなんとかしようとしたけれど挫折《ざせつ》した、というのが「統合失調症」でしたね。ですから、そういう人たちをマジョリティのような「ふつう」に連れ戻すということは、むしろ再発の危険性を高めることになりかねないんです。

**――またその人たちに合わせようとするから?**

そうです。だから、「マジョリティ」ではなく、「マイノリティ(少数派)」としてうまくやっていくことを支援することがいちばん大事なのです。時間はかかりますが、「マイ

ノリティ」として世界に対して折り合いをつけて、それぞれの仕方で世の中で住めるようにすることが重要です。中井さんはそのことを「世に棲む患者」と表現しています。

統合失調症の人たちは、もともと世の中に自然な感じでちゃんと住めない、港にちゃんと停泊できていないという不安定な状態で生きていました。そして、妄想のなかでようやく世界とのつながりを獲得した、という感じになります。だとすれば、その妄想を取り除くのではなく、むしろ妄想の「毒を弱める」ようにして、その妄想をつかいながら港に停泊できるようにすることが大事です。港につなぐロープも、「マジョリティ」の人と同じロープではいけません。少し妄想も混じった仕方で世の中とつながって、そこで独自の仕方で住めるようになるというのが、「統合失調症」の人の社会復帰の方法だと僕は思っています。

**――そういう回復の仕方もあるんだね。**

体の病気になったら、病気になる前の状態に戻したいですよね。癌《がん》だったら癌になる前に戻したいと思うのがふつうです。でも心の病気は、発病前とは違う、別の生き方ができるようにすることが治療の目標になります。

そういうふうに社会復帰できるまでには、人によって違いますが、「統合失調症」の場合は短くても1年、人によっては数年かかる人もいます。その間、どういうふうに折り合いをつけていくか、試行錯誤しながら見守っていくのが治療者の仕事です。

その試行錯誤は、入院してやらないといけないわけではありません。社会生活を送りながらでもできます。学生時代に発病した人は、学校へ行きながら、会社に勤めている人は、会社に行きながら試行錯誤することができます。これまでの生活の仕方、「世界のなかでの住み方」は、本人にとって無理があるものなので、少し変化させながらうまく折り合いをつけられることを目指す。それができるようになったときに、それを「回復」と呼ぶのです。

もっとも、「回復」は、1回で実現されるものではなくて、その途中で再発や再燃が起こることもあります。何度か失敗することもあります。とはいっても、病気がなくても人間は何度も失敗しますから、その点はほかの人と変わりはありません。いろいろな仕方で試行錯誤していくことによって、じょじょに自分なりの「ふつう」なやり方で、世の中で住めるようになっていくのです。

だから、「統合失調症」になったからと言って、自分が何かができなくなってしまうということはないと思ってください。

**――入院が必要なこともあるの？**

自分を傷つけたり自殺のおそれがある場合、ほかの人を傷つけたりする場合は、強制的な入院が必要なことがあります。もちろん、そのような場合でも、本人に納得して入院してもらえるようであれば、それがいちばんです。そのほかに、幻聴や妄想がとても激しいときなどは入院したほうがいいことがあります。

症状がひどいときは、家族と衝突《しょうとつ》することがあります。どちらかの暴力もあり得るわけです。本人も家族に対して不審感をもつこともあります。そのようなことをできる限り少なくすることはとても大事です。病気がよくなったあとのことを考えて、あらかじめ家族との関係がスムースにいくように調整することは、よりよい回復のための条件です。

「統合失調症」の急性期には激しい自傷や自殺もあり得ます。リストカットどころか、腕を切り落としてしまう患者さんもいます。体の感覚も非常に混乱していて、それをなんとかしようとして、そんなことをしてしまうのです。

**――たしかにそういう状態だと家族だけでは手に負えないね。**

そんな、いちばん状態の悪いときに家族だけで患者さんをケアすると、家族にトラウマを植えつけてしまうことがあります。「あんなひどい状態になるんだったら、もう家では見れない」と思ってしまうんですね。このような体験をすると、家族は「退院しても家で見れません。入院させておいてください」と言うようになることがあります。本人が回復して、入院の必要がなくなったのに、退院後に住む場所がないという理由で入院をつづけないといけない。このような入院を「社会的入院」と呼びます。

症状が激しいときは、本人は「頭がいっぱいになっている」状態です。だから、「頭が熱い感じがしますか?」とか「騒がしい感じがしますか?」と聞けば、だいたいみんな「する」と答えてくれます。そこで納得してもらうためには、「今はあなたにとってほんとうに大変な状態だと思います。だから、ちょっと頭を休めるために入院しましょう。もし退院したくなったら、ちゃんと相談に乗りますから」と説明するのがいいですね。本人に対して何かを「上から命令する」のではなく、「おせっかいを焼く」ように接するのです。

症状が大変な時期に、だいたい3ヵ月くらいを病院で治療しながら過ごすようにすると、退院してからも家族が受け入れやすくなります。

治療に当たって忘れてはならないのは、「どんな激しい幻聴や妄想があっても、本人にはちゃんとしている部分がたしかにあるのだ」ということを、つねに意識しておくことです。今は嵐のようなノイズに襲われているから、こんな状態になっているだけだ、ということです。ノイズを抑えることができたらちゃんと「本人のかたち」が見えてくることを信頼しなければなりません。ダムの水を抜いたら昔あった家が見えてくるような感覚です。それを信じて、その「本人の形」に向けて話をしていくということが大事です。

このように考えておけば、「統合失調症」の患者さんをちゃんとひとりの人間として尊重することができるようになります。どんなにメチャクチャに見えても、患者さんにはどこかに必ず健康な部分が残っています。そして、その部分では、ちゃんとしたひとりの主体になりたいと思って、ものすごく努力しているんです。

このような考え方は、心の病気の患者さんを鎖から解放したピネルから由来するものですが、ピネルのように「良い形」を押し付けるのではなく、患者さん本人なりのあり方を尊重しながら見守っていく、あるいは「おせっかいを焼く」ことが大事です。

### どんなにメチャクチャに見えても患者さんには必ず健康な部分がある

## 2 何もする気が起きない――うつ病
## 何でもできそうな気がする――躁うつ病

次に、「躁《そう》うつ病」と「うつ病」について、まとめて話します。

「統合失調症」は「未来を先取りする」と話しましたが、「躁うつ病」や「うつ病」は、反対に「過去が重要になる」病気です。

たとえば、元気や気力がなくなってしまった「うつ状態」のときは、過去を悔やんで、「あのときこんなことをしてしまった」「もう取り返しがつかない」と思うことが多いですし、そのときには「もうお先真っ暗だ」「夢も希望もない」といったふうに「未来」がなくなってしまっています。

反対に、気力に満ちあふれていてなんでもできそうな気がする「躁状態」になると、「なんとかしてこれまでの（過去の）遅れを取り返したい」という気持ちになります。これはいっけん「未来の」の方を向いているように思えるかもしれませんが、じつは「取り返しのつかないことになっていたので、その過去を取り戻したい」わけであり、「過去」の方を向いているのです。

「躁うつ病」と「うつ病」の2つをまとめて論じる場合は、気分の変化が主体になる病気という意味で、「気分障害（mood disorder）」と総称しています。なお、最近では「躁うつ病」という言葉よりも、「双極性《そうきょくせい》障害」や「双極症」という言葉がつかわれますが、心の病気のことをあまり知らない人には、まだ「躁うつ病」という名前のほうがわかりやすいと思います。ただし、「統合失調症」と同じで、現代の「双極性障害」は、以前「躁うつ病」と呼ばれていたものよりも、治療の進歩によって、ずっと治りやすくなったと言っていいでしょう。

ちなみに、躁状態には「躁状態」と「軽躁状態」があって、「躁状態」は入院が必要なほどの状態で、「軽躁状態」は入院が必要でない状態です。世の中には、よくしゃべってものすごくバリバリ仕事をやる人がいますが、そのなかには軽躁状態の人も含まれているようです。「躁状態」が起こる「躁うつ病」を「双極Ⅰ型障害」、「躁状態」がみられず「軽躁状態」と「うつ状態」だけがみられる「躁うつ病」を「双極Ⅱ型障害」と呼んで区別しています。

「躁うつ病」の特徴は、周期性があることで、「うつ状態」も「躁状態」も周期的に繰り返します。1回の周期は、短くて1〜3ヵ月、長くて1〜2年くらいです。最近は「ラピッド・サイクラー」と言って、非常に早い周期で「うつ状態」と「躁状態」を繰り返す人もいるようです。ほとんどの患者さんでは、躁状態から始まって、次にうつ状態になり、その後に比較的安定している時期がやってきます。しかし、安定している時期があっても、また躁状態になって、うつ状態になる……と繰り返します。これを「再発」と言います。

躁状態とうつ状態が終わったあとの安定期間は、長いこともあります。じつは「躁うつ病」の治療は、この安定的な時期をずっと延ばすこと、つまり「再発」しないようにすることを目標にしています。

安定している時期を「寛解期《かんかい》」と言います。「寛解」とは一時的に良くなることですが、この時期には、ほとんど症状がないのが「躁うつ病」の特徴です。

## ——「躁うつ病」と「うつ病」と2つあってややこしいね。

精神医学の診断の体系をつくったクレペリン（1856〜1926年）は、「躁うつ病」と「うつ病」は1つの同じ病気だと考えていました。「躁うつ病」では、「躁状態」と「うつ状態」の2つが繰り返し出てきますが、いわゆる「うつ病」は「うつ状態」しか出てこない「躁うつ病」だ、と考えたのです。

現在でも、「躁うつ病」と「うつ病」の関係についてはいろんなことが言われています。一方には、この2つの心の病気は、「虹」にたとえるなら、その両端に位置すると考える立場があります。このような考えを、「双極スペクトラム」と言います。「スペクトラム」とは、虹の色のように変化が連続していることを指します。

他方には、「躁うつ病」と「うつ病」は違う病気だとする考え方もあります。この2つを分けるいちばん大きな理由は、「躁うつ病」のほうが遺伝子の影響が大きいことです。たとえば、親が「躁うつ病」だったら、子どもが「躁うつ病」になる確率は10〜20％くらいであることが知られています。ちなみに、全人口のなかでの「躁うつ病」の生涯有病《しょうがいゆうびょう》率《りつ》は1％くらいで、10倍くらい「躁うつ病」になりやすい計算です。

ただし、「躁うつ病」に関連する遺伝子はたくさん発見されていて、どの遺伝子がどのように作用しているのかは、はっきりしていません。しかし、遺伝子が同じ一卵性双生児《いちらんせいそうせいじ》どうしの「躁うつ病」の診断一致率は50％くらいです。遺伝学の見地からは、「躁うつ病」は、遺伝の要素が他の心の病気に比べて大きいようです。

反対に、「うつ病」の親からうまれた子どもに「うつ病」が多いというデータはありませんし、一卵性双生児どうしで「うつ病」の診断が一致するということはほとんどありません。だから「躁うつ病」と「うつ病」は違う病気ではないか、と考える人も多いのです。「躁うつ病」と「うつ病」が大きく違うところは、ほかにもあります。それは、発症年齢です。「躁うつ病」は10代後半から20代前半くらいに発症しますが、「うつ病」は25歳くらいから、あるいは就職したあとの30代、40代、さらには高齢者も発症することがあります。

あとで説明しますが、ここまでで「うつ病」と呼んでいるもの（古典的「うつ病」とします）と、現在の「うつ病」は少々違うものです。第二次世界大戦の後くらいから、「うつ病」という概念は拡大されていき、古典的「うつ病」ではないものも「うつ病」と呼ぶようになりました。今、「うつ病」というのは非常にポピュラーな心の病気ですが、それは病気の人が増えただけでなく、これまで「うつ病」と呼ばなかったものも「うつ病」と呼ぶようになったことが大きいのです。

今の「うつ病」の生涯有病率は、いろいろなデータがありますが、１９９０年代以降は、少なくとも10％以上であると見積もられています。僕の感覚では、20％くらいあるんじゃないかと思います。でも、これが１９８０年代は５％だったんです。その前はもっと少なかったと考えられます。日本でも世界でも同じ傾向があります。

## ――どうしてそうなったの？

一部には、製薬会社が自分のところの「抗うつ薬」をたくさん売りたいがために、「うつ病」の啓発《けいはつ》キャンペーンをしているためだとも言われています。僕も、その影響はそれなりにあると思います。

たとえば、日本では2000年代の初頭に「うつは心の風邪《かぜ》です」というテレビコマーシャルがありました。それまでは精神科を受診するのは少々ハードルが高かったのですが、「心の風邪」というキャッチフレーズで、精神科にもそれほど抵抗なく受診できるようになりました。これはいいことではあります。そういうことも「うつ病」の数字が増えている一因です。

まず、昔の古典的な「うつ病」の話をしていきます。

「うつ病」の患者さんは、小さいときから真面目《まじめ》で、几帳面《きちょうめん》で、ルールに従う規範意識の強い傾向があります。家庭や職場でも、ほかの人に尽くすとかほかの人に配慮をするとか、そういうことが得意な人です。そういうと、すごくいい感じに聞こえるかもしれませんが、過剰に几帳面だったり、他者への尽くし方にもちょっと過剰なところがあることも

## 「うつ病」の人は自分でつくったルールや秩序にがんじがらめになる

あります。これを「メランコリー型」の性格と呼びます。

こういう人は安定した秩序が好きで、「こう決まっているからこうするんだ」ということを丁寧《ていねい》に維持していこうとする傾向にあります。そうやってルール（規則）や秩序をどんどん積み上げていくので、「自分はこれだけやってきたんだ」という、自分の「過去」という持ち物に対する思いを強くもつことになります。

でも、そういう生き方をしていると、けっこうシンドイですよね。真面目にやることはたしかにいいことですが、どこかに「ゆるさ」がないと、がんじがらめになってしまいます。自分でつくりあげたルールや秩序にがんじがらめになることを、専門用語で「インクルデンツ」と言います。

たとえば、できたばかりの会社のことを想像してみてください。仕事でつかうものをどこに置くかとか、書類の書式とか、いろいろ決まっていないことがまだたくさんありますよね。すると、すごく真面目な人は、そういう事柄をどんどん決めて、ルールにしていきます。真面目な学級委員みたいな感じですね。

そういう規則は、その1つ1つにはちゃんと理由がありますし、間違ってはいないのですが、規則が何個も積み上がっていくと、どんどん息苦しくなってしまいます。

あまりよくないたとえかもしれませんが、結婚相談所のことを考えてみましょう。自分の結婚相手になる人について、いくつか条件を課している人は多いですよね。たとえば、年収が何百万円以上とか、タバコは吸わないとか、身長は何センチ以上とか、何歳以上何歳以下とか。そういう基準は、1つ1つを聞いていると、たしかにそれなりの理由があるので、問題なさそうに思えるのですが、そんな基準が何十個も積み上がってしまうと、結婚相手になりうる人はほとんど誰もいなくなってしまいます。

インクルデンツで起こっていることも、それと同じです。1個1個のルールは正しくても、それが積み上がっていくことによって、どんどん自分が息苦しくなってくるのです。息苦しくなってくると、ときどきルールから外れるようなことが起こります。すると、それを予防するために、また別のルールができて、もっと息苦しくなって、またルールを逸《いっ》脱《だつ》するようなことが出てきて……、とどんどん悪循環になってしまいます。これが、ルールが支配する空間のなかにがんじがらめになる「インクルデンツ」です。

## ——空間？

職場の壁のいたるところに、細かいルールがたくさん貼られている空間を想像してください。

また、「うつ病」の人は、空間だけでなく時間にもがんじがらめになります。「うつ病」になりやすい人は根が真面目なので、「自分は今日はこれくらいできているから、明日はもっとできるはずだ」と、自分に対してつねにより高い目標を設定する傾向があります。

これも、ある程度までは、正しいですよね。「今日は100できたから、明日は101できる」は多分正しいのでしょうし、「101できたんだから102できるだろう」というのも正しい。でも、これが毎日毎日つづいていくと、どこかの時点で「無理」が生じます。自分で自分に課した目標をこなせなくなる。そして、自分自身に「遅れ」をとってしまう。これが、時間にがんじがらめになる「レマネンツ」です。

古典的な「うつ病」の人は、この「インクルデンツ」と「レマネンツ」が限界にまで達して、自分が積み上げた秩序が崩れたところで発病します。

――すごく苦しそう。

はい。発病すると、眠れなくなる（不眠）、気分が落ち込む（憂《ゆう》うつ）、食欲がなくなる（食欲不振）、やる気が出ない（意欲低下）という症状が出てきます。また、体の痛みも出てきます。体の中心、背中、腰、頭の痛みで、「重さ」というふうに表現する人もいます。胸のあたりの圧迫感と感じる人もいます。「憂うつだ」と頭でわかるというよりも、「圧迫感のなかに憂うつがある」という感じだと言う患者さんもいます。

そして、「うつ病」になると、時間が遅くなったように感じられます。まわりの人はふつうの速さで動いたり考えたりできているのに、自分だけが「のろま」になっていて、ものすごくゆっくりしか動きや考えが進んでいかない、という感じになります。水泳で、自分ひとりだけが服を着て泳いでいるようなイメージです。自分の時間だけがすごくゆっくりになって、まわりに遅れをとって、人についていけないという感覚になります。

「うつ病」になるタイプの人たちにとって、まわりの人に合わせたり尽くしたりすることは、すごく重要なことです。しかし、発病するとそれもできなくなってしまい、「自分は何もできなくなってしまった」という感じがとても強くなるのです。

これは、「自信」が損なわれるということでもあります。自分が過去から現在までずっと積み上げてきたものが失われてしまい、どこにも自分の自信の足場を置くことができなくなる。これはすごくつらいことですよね。

## ——全否定されるみたいな？

**「うつ病」になると**
**自分ひとりだけが服を着て泳いでいるように感じる**

そうですね。時間がゆっくりになる症状は「制止《せいし》」と言います。この「制止」が重症化していくと、時間がもっとゆっくりになっていって、究極的には、時間が止まります。おおげさな言い方ですが、心をつかう活動がほとんどできなくなるのです。たとえば、意識ははっきりあるのだけど、ベッドの上で固まって止まっていて、何も話せないしまるで動けないという状態です。これを「昏迷《こんめい》」と言います。こうなると、新しい「今」がまったくやってこない状態です。

人間が体験している時間というのは、新しい「今」が次々と現れてくるような時間です。さっきの「今」は、次の瞬間には「過去」になっています。逆に、次の「今」がやってくるということが、「未来」があるということです。しかし、「制止」や「昏迷」になると、「今」がのっぺりと「今」のままでとどまってしまい、次の「今」がやってきません。それは、「未来」がやってこなくなるということです。だから、「うつ病」の患者さんは、「絶対治らない病気になってしまった」「もうどうすることもできない」と、「未来のなさ」を悲観するのです。

また、「今」が「今」のままでとどまって「未来」がなくなると、相対的に「過去」の比重が高くなります。本人の目が過去に向くようになるのです。ところが、本人が自信をもつための根拠となっていた「過去」はすでにダメになっていますから、自分が「過去」にやってきた些細《ささい》な悪いことが、ことさらに目立ってくるようになります。たとえば、誰でもやったことがあるようなちょっとした悪いこと、虫を殺したとか、物を壊したとか、そういうことがすごく重くのしかかってくるのです。

人間誰しも悪いことはたくさんしているのに、「自分は世界でいちばん罪深い人間だ」という気持ちになります。さらにすすんで、「自分のような悪い人間は神に罰せられる」などと思いこむようになると、「罪業妄想《ざいごう》」と呼ばれます。

別のタイプの妄想が起こることもあります。たとえば、「全身が癌《がん》だらけだ」と考えたり、「脳がなくなった」と主張する人もいます。これはいっけん奇妙な訴えですが、頭がすごくゆっくりとしか動かない「制止」の状態は、本人の主観的な感覚としては、「脳がなくなった」としか考えようがないのです。自分の体もひとつの資本ですから、自分がこれまで積み上げてきたものがなくなってしまうことが、体が病気になるというふうに表現されているのです。こういう妄想は「心気《しんき》妄想」と呼ばれます。

もう1つ、「貧困妄想」というものもあります。「お金がない」と信じ込んでいる妄想です。この状態のときに、「病気が大変でしょうから入院したほうがいいですよ」と言っても、「お金が家に1円もないし、借金もたくさんあって入院できません」などという返事がかえってきます。これもやはり、これまで自分が積み上げてきたものが全部ダメになってしまったことを表している妄想です。

罪業妄想、心気妄想、貧困妄想、これが「うつ病」の三大妄想です。とくに重症のときに、こういう妄想がみられやすいのですが、重症でなくてもみられる場合もあります。

**――聞いてて、つらすぎる……。**

はい。こういう状態が長引くと、「自信」もどんどんなくなっていきます。そうならないように、早めの治療が必要です。

「うつ病」の治療は、まずは休息です。学校に行っている人だったら休む、仕事に行っている人も休む。休む期間は、短くて1ヵ月、平均して3ヵ月くらい必要になることが多いです。ゆっくり治すことが大事です。そして睡眠状況の改善も必要です。多くの場合で食欲もなくなっているので、栄養状態の改善も必要なことがあります。

「抗うつ薬」が必要になる場合もあります。「気分障害」は、現在では「セロトニン」と「ノルアドレナリン」等の脳内物質がかかわっていると考えられていて、この2つの神経伝達物質を増やすような薬をつかいます。電気ショック療法がよく効くことは話しましたね。

しかし、休養や治療は、たんに症状を抑えるためのものにすぎません。「うつ病」の治療においてもっとも大事なのは、生活をどうやって立て直すかということです。「うつ病」から回復し、以前の生活の中に戻っていくとき、学校や職場の中にもう一度溶け込んでいく必要がありますが、そのときには、これまで自分がどういう仕事の仕方をしていたのか、ということを考えながら、仕事の仕方を立て直さなければなりません。たんに「元気になったから職場に戻れる」というわけにはいかないのです。体の病気やケガであれば、治れば戻れるけど、そう簡単にいかない場合が多いのが、「うつ病」の難しいところです。

仕事に戻るには復職のための訓練が必要です。多くの会社は、時短勤務を取り入れています。たとえば、3ヵ月くらい休んで、治療して良くなってきたときに、週に3日だけ会社に行って帰るだけ、という簡単なステップから始めます。その次は、週3日の午前中だけ出勤してみて、その次は週5日、その次は15時まで……、とじょじょに仕事量を増やしていくのです。

フルタイムで復職できたあとも、半年から1年は「残業禁止」にするべきです。病み上がりだから、長時間の労働を避けたほうがいい、という単純な話ではありません。「残業をする」ということは、たんに「働く時間が長くなる」ということではなくて、「自分の手で職場の仕事のケリをつけなければいけなくなる」ということです。うつ病からの回復のためには、そのような病気になりやすい働き方をじょじょに変えていく必要があるのです。

**――「うつ病」からの回復も、「病気になる前に戻る」ことじゃないんだね。**

そうです。病気になる前に戻ると、また同じ病気になってしまいます。もともと自分で自分をがんじがらめにしてしまうタイプの生き方をしていたということを見つめなおし、生活や仕事の仕方を縮小してゆとりをもった生き方を身につけるということが必要なのです。

「うつ病」は、高齢者にもよく見られます。高齢者の場合はきっかけが明瞭であることが多く、たとえば家族のメンバーが亡くなったとか、あるいは自分が病気になったり、家族が病気になったり、そういうことをきっかけにうつ状態になります。これも自分がいままで積み上げてきたことがなくなることに関係しています。こういうのを「対象喪失」と呼びます。

それと、高齢者の「うつ病」の特徴は、不安が非常に強く、焦りが見られるということです。不安でいてもたってもいられなくなって、家のなかをずっとウロウロして、「困った、困った」と言って落ち着かないのです。また、高齢者の「うつ病」は、妄想が生じやすく入院を必要とする割合も高いようです。

つづいて、「躁うつ病」の話をしましょう。

「躁うつ病」の人たちのもともとの性格は「循環気質《じゅんかんきしつ》」と呼ばれています。「うつ病」の場合は人に尽くすタイプで、尽くすということは〝日陰〟でおこなうことですが、「躁うつ病」の場合は、〝日なた〟で他者と調和できるタイプです。「同調性」とも言って、周囲の人たちと共鳴するのがうまい、まわりがワイワイやっていると、それに自然に合わせられる、そういう感受性が高い人です。小さいときから、快活と憂うつの両方に揺れ動く特性をもっている人もいます。

しかし、周囲の人とは上手に調和できるので、若いころの仲間内の評価は良いことが多いです。「躁うつ病」の人たちは、そういうふうにして人と人とのあいだのつながりをずっと積み上げてきている人たちです。

ところで、職場や学校のグループは、自分がそのグループに調和することによって、自分とそのグループが一体になっているような感じがありますが、何かトラブルが生じ、そのグループのなかで何かがうまくいかなくなったときに「躁うつ病」が発病することが多いように思います。これまでは、グループに共鳴してうまくやっていた。今までは信頼して同調できていたのに、その中での自分の役割がうまく回らなくなると、それは自分に対しての裏切りのように思えてしまうのかもしれません。

症状としては、まず口数がすごく多くなって、よくしゃべるようになります。しゃべる内容は、脈絡《みゃくらく》がなく、別の話題にどんどん飛んでいきます。自分の友だちの話をしていたら、その友だちが行っていた学校の話になって、その学校の有名人の話になる……というように。ふつうの会話でも話が飛ぶことはありますが、それがすごい速さで起こるのです。このような症状を「観念奔逸《かんねんほんいつ》」と呼びます。

このときの気分は、基本的には「陽気」ですが、だんだん怒りっぽくもなってくるし、とくに男性の場合、暴力的になることもあります。

「うつ病」の場合は、時間がぜんぜん進まなくなるという話をしましたが、「躁うつ病」の「躁状態」はその逆で、「今」がビュンビュンと通り過ぎていくんです。ふつうだと、「今」はある一定の時間の長さをもっているので、その「今」という時間のなかでまとまったことを考えることができるのですが、「今」がビュンビュン飛んでいくと、話もどんどん飛んでしまうのです。
こうなると、「自分はこんなにいろんなことを考えられるのに、まわりの人はなんて遅いんだろう」という思い、つまり、「まわりの人はなんてバカなんだろう」という思いが生まれてきます。そうだとすると、イライラしてくるのも理解できますよね。それが日常になって、怒りっぽくなるという感じです。

**――うーん。それもつらいね。**

そうです。そして気持ちが大きくなっているから、金づかいも荒くなります。大人なら、1ヵ月で100万円くらいクレジットカードで支払ったり、繁華街《はんかがい》に繰り出して派手にお酒を飲んだりします。トラブルにもなりやすいです。女性の場合は買い物が多いですが、男性の場合はお酒が多いですね。これが典型的な「躁状態」です。
躁状態では「今」の連続になって、「今」しかない。だから、「未来」も「過去」も見えなくなっています。これまでに自分が積み上げてきた「オレたちひとつの仲間だよね」というような共鳴によって支えられたグループがうまくいかなくなったときに、その積み重ねてきた「過去」を真面目に見つめてしまうと、大変苦しい状態になります。だからこそ、

**「躁状態」では「まわりの人はなんてバカなんだろう」という思いが生まれてくる**

「今しかない」という感じで、「未来」のことも「過去」のことも考えないようになるのです。

躁状態の患者さんは、よくしゃべって、ちょっと陽気で、いっけん楽しそうに見えるんですが、その裏には、ずっと関係を積み上げてきた周囲から裏切られたという、非常に深刻な喪失感があることが多いです。だからこそ、それをなかったことにするかのように、「今」だけに集中するということが起こっているのです。

躁状態をこのように捉える考え方を、「躁的防衛」論と言います。「防衛」とは自分が真面目に取り扱いたくないものを、別の仕方で処理することを言います。『イソップ寓話《ぐうわ》』の「酸っぱいブドウ」もその例です。キツネは高いところにあるブドウを見て、食べたいけれど取れなくて悔しい。その「悔しい」という思いを自分で認めたくないから、「あのブドウは酸っぱいんだ」と思うことにする。それが、ブドウを手に入れなくてもすむ理由になる。それと同じで、「過去」を見ないですますために、躁状態になっていると考えるのです。

「うつ病」の場合は、「自信」を失う、という話をしましたが、「躁うつ病」の場合は、失うのは「信用」です。ケンカしちゃうし、暴言吐いちゃうし、訳のわからないことしゃべっちゃうし、お金も使うし、恋愛関係が乱れたりすることもある。こうなると、学校でも職場でも家庭でも発病や再発を繰り返すたびに、信頼と信用を失います。本人にとっては、これがいちばん苦しいことです。

「躁うつ病」のうつ状態のときは「うつ病」とほぼ同じです。ただ、そのときには抗うつ薬はあまり使いません。「躁転《そうてん》」と言って、薬のせいでひどい躁状態になることがあるからです。

「躁うつ病」の患者さんたちは、躁状態が少し落ち着いてきたときになって初めて、自分の悲しみを語ることができるようになります。それを丁寧《ていねい》に聞き取らないと、再発しやすくなります。これまで積み上げてきた秩序が崩れているのですから、そのことから由来する抑《よく》うつをそのままにしておくと、いっけん治ったかに見えても、同じような「幻滅《げんめつ》」の回路がまた作動して、また躁状態やうつ状態を繰り返してしまいます。ですから、「躁うつ病」の患者さんたちに対して、喪失体験をうまく処理していくことが精神療法のなかで必要になってきます。

**――処理?**

はい。躁状態の裏にある「うつ」の部分を丁寧に聞き取って、自分のなかでケリをつけるように促《うなが》すことが必要なケースも多いのです。

薬物療法としては、「気分安定薬」というタイプの薬をつかいます。この薬は、躁状態を抑えるとともに、再発を少なくする効果があるとされています。

「躁うつ病」の治療で大事なのは、躁状態のうらに隠れている「うつ」や「対象喪失」をどう取り扱っていくかということに加えて、「再発予防」を行うことです。再発を繰り返すと、その度にまわりからの「信頼」を失います。そのようなことがつづくと、仕事を失うとか、家族から見放されることにもつながりかねないからです。

また、躁状態の患者さんは、「自分は病気ではなくて、ちょっと調子がいいだけ」と思いがちですから、しっかりと病気のことを説明して再発を予防する動機づけをする「心理教育」も行われています。

次に、現代の「うつ病」について話します。

現代の「うつ病」は、これまで説明してきたような古典的な「うつ病」とは違い、むしろ、昔「神経衰弱《しんけいすいじゃく》」と呼ばれていた状態に近いと考えられます。「神経衰弱」というのは、過労やストレスにたいする反応として起こる「うつ状態」のことです。現代の「うつ病」は、働き盛りの20代から40代に多いように思います。

古典的な「うつ病」では、インクルデンツやレマネンツといった「がんじがらめ」の状態におちいって、自分の存在のよりどころを失ってしまうことから病気になっていました。一方、現代の「うつ病」は、疲労やストレスによって生じた心の反応なので、自分の存在のよりどころはあまり崩れません。どんなにうつ的になっても、「自分は自分」なんです。だから、うつ状態のときにちょっといいことがあると、気分もすっと良くなることがあります。

## 現在の「うつ病」の人は何がつらいの？

いちばんは「わかってもらえないこと」でしょうね。現代の「うつ病」と言っても、「うつ状態」であるという点は同じです。だから、患者さんはとても苦しんでいるのです。そして、こんなに苦しいのに、そのことがまわりにわかってもらえず、「なまけている」と言われたりもしてしまう。

また、「今よりいい環境（職場）がどこかにあるんじゃないか」という思いがすごく強くなるのですが、実際に行動に移す（転職する）ほどの気力はない、という中間状態に置かれているということのつらさもあります。これもなかなかまわりから理解してもらえません。「甘えてる」とか、「今の時代はどこの業界も大変なんだ」「どこの会社へ行っても

現代の「うつ病」は
疲労やストレスによる心の反応

同じだぞ」等と、言われてしまう。

また、その「つらさ」が、日常的な心理と連続しているように見える、つまり「病気を軽くみられがち」なことも、患者さんがよけいにつらくなる原因です。「ダルいんでしょ。何もする気が起こらないんでしょ」と、まわりから容易にわかられちゃうんです。そこに謎があると思ってもらえないから、「もっと元気出せよ」と簡単に言われてしまう。でも、実際には疲労やストレスから起こったれっきとした「病気」なのだから、そこで「がんばれ」と言われてもがんばれない。まるで、足が折れてるのに「大丈夫だろ、走れ」と言われてるみたいなものです。「簡単にわかられてしまうがゆえに、わかってもらえない」というつらさなのです。

## ——複雑だね。

少し前に、こういうタイプの「うつ状態」を指して、「新型うつ病」という言葉が流行《はや》ったことがあります。病名ではなくてマスメディアがつくった言葉です。たとえば、20〜30代くらいの若いサラリーマンが、仕事にはぜんぜん出てこられていないけれど、SNSを見たらディズニーランドに行っている、というふうに、「若者叩《たた》き」の文脈でよくつかわれました。

こういうタイプの「うつ状態」には、過労やストレスのほかにも要因があります。たとえば、何十年か前までだったら、つらくても会社の方針についていけば、だんだん昇進《しょうしん》させてもらえたし、最後は会社が守ってくれていました。「終身雇用《しゅうしんこよう》」というのはそういうことです。ところが、今はどの会社でもそんなシステムはなくなってしまい、自分の進んで行く先に希望がもてなくなっています。また、過重労働やサービス残業だけでなく、上司から強い言葉で叱《しか》られたり、自分の同僚が怒られているのを日常的に聞きつづけたりする、というような「パワハラ」に近い出来事から「うつ状態」になっている人も多くいます。

かつて1970～80年代くらいに、古典的な「うつ病」にかんして、「うつ病は真面目な人がなる病気」ということがよく言われていました。これは、「メランコリー型」という性格のことを考えれば事実ではあります。しかし、なぜこのことが頻繁《ひんぱん》に言われたかというと、それは、「真面目な人」は会社の役に立つ人間だから、早く会社に戻ってきてほしい、という社会や会社からのメッセージでもあったのです。

終身雇用制度が崩壊してしまった現在では、いつでも契約を切ることができる派遣社員が増え、安心して長期間働ける職場が減っています。そういう状況のなかで、言葉は悪いですが、「いかに無能な社員を早く排除するか」ということが重要であると考えられているようです。そのような現状のなかで、「つかえない社員をあぶり出す」ための言い方として、「新型うつ病」という言葉は用いられてきました。
病気は、たんに病気として存在しているだけでなく、その病気についてさまざまな話がついてまわるのであって、その話は社会の要請によって決まっているのです。

現在の「うつ病」の治療も、まずは休養です。「抗うつ薬」を少量つかうときもあるし、「抗不安薬」を少量つかうときもあります。抗不安薬というのは、いわゆる「安定剤」です。もちろん、薬なしでいける人もいます。会社の状況についてよく話を聞いていくと、上司との関係でトラウマのようなものが生じている場合も多く見られます。
また、環境調整も重要です。上司との関係や、まわりの人との関係がストレスになっているのが明らかな場合は、診断書に「配置転換が必要」と書くことがあります。患者さんの心の病気だけでなく、原因となった職場のほうもできるかぎり「治して」いかなければならないのです。

**——そういうことも治療のうちなんだね。**

そうですね。最後に、「統合失調症」と「うつ病」と「躁うつ病」の時間のあり方を整理しておきましょう。この3つはどれも時間を冒《おか》す病気である、と言ってもいいかもしれません。

「統合失調症」は、「未来を先取りする」という時間のあり方が前面に出てくる病気です。この時間の感覚は、お祭りの前の日に似たような、ワクワクする高揚感なのだけれども、同時に先の見えない不安感もある状態です。これを「祭りの前＝アンテ・フェストゥム」と言います。「フェストゥム」というのは「祭り」のことです。

「うつ病」の場合は、「過去」がすごく重くなって自分にのしかかってきています。これを、「祭りのあと＝ポスト・フェストゥム」と言います。「躁うつ病」の躁状態は、「今」しかない状態です。これは祭りの最中と同じで、あらゆる瞬間に前後の見境がない感じで、これを「祭りのさなか＝イントラ・フェストゥム」と言います。

この時間のあり方の3分類は、木村敏《びん》（1931年〜）という日本を代表する精神科医が1970年代くらいにつくったものです。

時間が冒されるというのは、「PTSD（心的外傷後ストレス障害）」を除いて他の病気ではほとんど起こりません。人間は時間のなかで生きていますから、その時間がダメになるということは、人間の存立基盤《そんりつきばん》そのものが脅《おびや》かされるということなのです。

# 3 イヤな記憶がよみがえる——PTSD

# 理由がわからない体の異常——転換性障害

次に、「トラウマ」によって起こる心の病気の話をします。

もともと「トラウマ」という言葉は「外傷」つまり「ケガ」という意味ですが、現在でははほとんど「心のトラウマ」のことを指すようになりました。

心のトラウマが注目されるようになってきたのは、19世紀以降のことです。19世紀は蒸《じょう》気《き》機関車が開発され、鉄道を利用することが普及しはじめた時代です。しかし当時は、今では考えられないほど鉄道事故が多く、乗っていた人々が亡くなったりケガをしたりすることも多かったようです。鉄道の普及以前につかわれていた馬車の事故と違って、鉄道事故は、人間がふつうに生活していて遭遇《そうぐう》する力の何千倍もの強い衝撃《しょうげき》を人間に与えます。19世紀以降、人間はこれまではあり得なかった力によってケガをするようになったのです。

さて、鉄道事故が起こると、その事故の被害者のなかに、さまざまな心の病気の症状が出てくる人が現れました。たとえば、不安でしかたがない、忘れっぽい、集中できない、イライラする、寝られない、悪夢を見る、といった症状です。

こういった人たちは、病院で体の検査を受けましたが、体のケガはほとんどありませんでした。そこで、当時の医師たちは、鉄道事故の被害者たちには、脳やその他の中枢《ちゅうすう》神経系に目に見えない程度のなんらかのケガがあるのではないかと考えるようになりました。それらの被害者には、「鉄道脊椎《せきつい》」という病名が与えられることもありました。

また、鉄道事故と同じように、人間が人間のもつ力以上の大きな力に触れる機会がほかにもありました。それは、戦争です。20世紀初めの第一次世界大戦（1914〜18年）のとき、戦争に行って帰ってきた兵士にも鉄道事故の被害者と似たような症状が多く見られたのです。彼らの病気は「戦争神経症」と呼ばれました。

さて、鉄道事故や戦争によって起こった「鉄道脊椎」や「戦争神経症」は、当初は体のケガ、つまり目に見えない程度の脳や中枢神経系のケガによるものと考えられていました。しかし、なかにはそのようなケガがなさそうに思えるケース、たとえば、戦場で仲間が銃で撃たれたのを目撃しただけで（つまり、自分にはケガがないにもかかわらず）「戦争神経症」になったケースもありました。このような事情から、じょじょに脳や中枢神経系のケガではなく、「心のトラウマ」が注目されるようになっていくのです。

やはり1900年ごろ、ジークムント・フロイトとピエール・ジャネ（1859〜1947年）という2人の医師が、鉄道事故や戦争の被害を受けていなくても、「トラウマ」が生じ得ることを、ほぼ同時期に発見しています。フロイトは後に精神分析を発明する神経科医で、ジャネは精神科医です。

彼らが注目した患者は、手が動かなくなるとか、水がぜんぜん飲めなくなるとか、歩けなくなるとか、そういった身体の症状が表れていたにもかかわらず、体の病気はなく、いろいろ検査しても異常は見つかりませんでした。こういった病気は当時、「神経症」と呼ばれていました。

フロイトとジャネは、「神経症」が「心のトラウマ」によって引き起こされていることを、ほぼ同時に見出しました。初期のフロイトによれば、トラウマの原因は幼少期に受けた性的虐待《ぎゃくたい》です。主に家族や親戚からの虐待がトラウマを生み出し、それが神経症を引き起こしているのだということが発見されたのです。

## 子どものころに受けた虐待が、大人になって「神経症」を引き起こす

### ――どうしてわかったの？

神経症の人の話を、時間をかけてよく聞いたからです。ジャネは精神科の病棟で、神経

症の人たちの話を聞いていく中で「心のトラウマ」の存在に気づきました。フロイトは、往診や自分の診療所で、「自由連想法」という精神分析の方法によってそのことをつきとめました。

自由連想法というのは、フロイトが考えだした精神療法（心理療法）の方法です。この方法では、患者さんは自分の頭に浮かんだことをどんなことでも治療者に話さなければなりません。たとえば、深刻な話をしているときでも、急に「今日のごはんはなんだろう？」と気になったり、「先生（治療者）の今日のネクタイ、趣味悪いな」とか、ぜんぜん関係ないことを考えついたりしますが、それもぜんぶ言わないといけない。言うのが恥ずかしいようなことを思いついても言わないといけない。「こんなことを言ったら先生（治療者）が傷つくんじゃないか」と思うことも言わなければなりません。そういう決まりのもとで、自分の頭に思いついたものをどんどん言っていくのです。

するといろんなことが明らかになってきます。自分の困りごとについて話しているときに、ふと、それとは関係がないことを思いつくのは、じつは関係ないことでもなんでもなくて、その直前まで語っていた自分の病気の話と、何かしらの関連をもっていることがわかることがあるんですね。そのほかにも、ちょっとした言い間違いや、言葉のど忘れや夢なども、何か特別な意味をもっていることがわかってくることがあります。

そういうふうにして、自分自身でも気づいていなかった心の動き＝「無意識」が明らかになっていく。すると、現在の症状が、過去に自分に起こった出来事とどうつながっているかもわかってきます。その結果、幼児期の虐待が関係しているケースが多いことがわかったのです。

次に、一般的に人がトラウマをどのように処理しているのかについて話します。あなたは、友だちと話していて、ときどき「あ、こんなこと言うべきじゃないのに、間違って言っちゃった」というようなことってありませんか？

**――あるある。**

そういうときって、けっこう苦しいですよね。だから、相手と別れてひとりになったときに、自分がそのとき言った言葉を心のなかで何度も繰り返して言ったりしませんか？

**――するする。**

ですよね。人はそういうとき、何度もその場面を思い出したり、発言を繰り返したりして、心を落ち着かせようとするのです。それは、小さなトラウマをもう1度再生することによって処理しようとしているということです。実際、そんなことをしているうちに、だんだん苦しい気持ちが薄れてきますよね。それは、トラウマを処理することができて、もうそれが自分の頭のなかにこびりつくようなことはなくなったということです。人間はイヤな記憶を、反復することによって処理しようとするのです。

ある意味では、夢もそのために働いています。夢には、その日あったことと関係のありそうなことが出てきたしりますよね。それは、その日の経験とか体験とかを夢のなかで処理しているのです。処理しているものが視覚化されて見えたものが、夢なのです。

だから、寝ることはすごく大事なのです。寝ないと、その処理ができなくなってしまいますから。実際、不眠がつづくと、極端な場合では自分のトラウマと関連するような内容の幻覚が出てくることがあります。そういう幻覚は、「統合失調症」の幻覚とは違って、ちゃんと睡眠がとれるようになると消えてしまうことが多いです。

**――寝ている間にすごいことをやってるんだね。**

はい。トラウマを処理する仕方はほかにもあります。他人とおしゃべりすることも大事です。たとえば震災のような大きな災害があったときには、人はトラウマを経験します。そういうときには、できれば同じ被害にあった人同士で、「あのときは怖かったね」「自分はあのときこんなことをしていたところだった」などと、トラウマのきっかけになった出来事について話し合うことができれば、苦痛が減るのです。実際、そうやって何度も他者と話すたびに、話の強調点や話し方もどんどん変わってきます。

そういうふうにして、人間はおしゃべりによってもトラウマを処理しているんです。いちばんよくないのは、孤立させること、同じ体験をした人と話をする機会を奪うことです。被災地から避難して、それまでのまわりの人たちとのつながりが断ち切られてしまうと、そういった話をすることもできなくなります。

フロイトは、トラウマの処理について、次のような例をもちだして説明しています。フロイトの孫のエルンスト坊やが、まだ十分に言葉を話せない1歳半のころの話です。エルンスト坊やは、お母さんがいないときに、よくひとり遊びをしていました。彼は、糸巻きをつかんで投げて、「オーオーオー」と言って喜んでいました。別の機会には、糸を引っ張って糸巻きを自分の手元に持ってきて「ダー」と言ったかと思えば、また糸巻きをほうり投げて、「オーオーオー」と言うということを繰り返していました。フロイトは、この「オーオーオー」はドイツ語の「いない（Fort）」を、そして「ダー」は「いた（Da）」を意味していることに気づきました。

さらに、エルンスト坊やがその遊びをするのは、彼のお母さんがいないときであることにフロイトは気づきました。子どもにとって、母親が自分の目の前からいなくなるというのは、苦しい体験であり、それ自体がトラウマの原因になってもおかしくない出来事です。しかし、このエルンスト坊やは、糸巻きをお母さんに見立てて、それが自分の目の前からいなくなって、また戻ってくるということを、自分自身の手で何回も繰り返すことによって、お母さんがいなくなるというイヤな体験を処理しているのだ、とフロイトは考えました。

お母さんが自分の目の前からいなくなるのがイヤな体験だと感じられるのは、エルンスト坊やがお母さんの動きに介入することができないからです。つまり、お母さんが自分の目の前から離れていくことに対して、自分は受動的《じゅどうてき》にそれに従うしかない、ということが苦しいのです。ならば、お母さんが自分の目の前から離れて、また戻ってくるということを、自分の手で能動的《のうどうてき》にやってしまえばいい。このように、「いない」と「いる」を頭のなかで能動的にコントロールできるようになったら、お母さんがいなくなることの苦しさが和らぐのだ、とフロイトは考えました。

## ――人間は、子どものときからそうやってトラウマの処理をしているってこと？

はい。大人になってからも基本的には同じです。こういうふうにして、人間はさまざまな記憶を、イヤなものもイヤじゃないものもふくめて、自分で思い出したり、夢を見たり、あるいは人に話したりといった仕方でたえず処理しています。だから、じつは記憶というものは固定されたものではなくて、毎日少しずつ変わっているものなのです。

もちろん、自分が体験したという事実にかんする記憶がまったく変わってしまうということではありません。その事実をどう捉えるか、どこに強調点を置くかが、だんだん変わっていくのです。反復《はんぷく》的に処理がされていくことによって、心がおだやかになるということは、すごく大事なことです。それがうまくいかないときになる心の病気が、「ＰＴＳＤ」や「神経症」です。

「ＰＴＳＤ」という言葉は、どこかで聞いたことがあると思います。これはPost Traumatic Stress Disorder の頭文字で、日本語に訳すと「心的外傷後ストレス障害」です。つまり「トラウマの後に起こる心の病気」という意味です。

さっき、人間はイヤな出来事があっても、それを処理することができれば、自分の頭にずっとこびりついて残るということはないと話しました。しかし、世の中にはときどき、処理できないような重大な出来事が「不意打ち」のような仕方で起こることがあります。そういうときは、十分に処理をすることができないので、心の病気になってしまうことがあるのです。

どんな出来事が「ＰＴＳＤ」のトラウマの原因になるかというと、鉄道事故や戦争、あるいは工場で誤って手を切断されてしまうなどの悲惨《ひさん》な出来事や、震災や洪水などの自然災害、性暴力の被害にあうことや、あるいは人が死ぬ現場に出くわすとか、自殺した死体を発見するとか、そういうこともトラウマの原因になり得ます。

このようなトラウマは、「不意打ち」のような仕方で、つまり自分でその出来事をうまくコントロールすることができないような仕方で生じるので、即座には処理できません。トラウマを即座に処理できないからこそ、「ＰＴＳＤ」になるのです。

「ＰＴＳＤ」では主に次の3つの症状が起こります。

1つめは「フラッシュバック（再体験）」です。トラウマの原因になった出来事が何度も何度も頭のなかに出てきてしまうことです。これは、イヤな出来事があったときに、それを繰り返すのと同じことです。しかし、弱いトラウマなら繰り返すことによって処理ができて、消えてしまうのですが、強いトラウマの場合は、ずっと生々しい出来事として、

**処理できないような重大な出来事にあうと**
**「PTSD」になってしまうことがある**

頭のなかに繰り返し再現されるのです。

「ＰＴＳＤ」のフラッシュバックは、別名「侵入《しんにゅう》」とも言います。突然、生活のなかに侵入してきて、自分の主体性が奪われてしまう、すごく恐ろしい体験です。

## ――いつ起きるかわからないの？

はい。ボーッとしているときでも起こるし、仕事をしているときでも起こるので、日常生活がたいへん乱されます。

２つめは「回避《かいひ》」と呼ばれる症状です。たとえば鉄道事故のあと、鉄道を連想させるようなものを見ると怖くなって、近づけない、というのがそれです。トラウマと関連するようなものを避けるようになるのです。これは容易に理解できますよね。たとえば夜道で性的な暴行にあった人だったら、暗い道をなるべく避けるようになります。加害者がいそうな繁華街や人通りの少ないところにも近づきたくないと思うようになります。そういうところに近づくだけで、震えや発汗のような生理的な反応が起こることもあります。

３つめは「過覚醒《かかくせい》」です。さまざまな刺激に対してすごく過敏になって、目が覚めているあいだ中、ずっと気を張っている状態になります。いつどの方向から危険が迫ってくるのかわからないので、全方位を警戒しているのです。当然、ゆっくり休めないし、寝られなくなります。過覚醒というと、しっかりと起きているようなイメージですが、逆に集中力は低くなることが多いです。あらゆる方向を警戒しているので、ひとつの特定のものに集中することができなくなるからです。

この3つの「PTSD」の症状は、フラッシュバックが核としてあって、それを避けるために「回避」と「過覚醒」が起こると考えると理解しやすいと思います。トラウマとなった出来事を二度と再体験しないように、それを連想させるようなところには絶対行かないようにする（回避）。でもそうしていても、フラッシュバックが起こるかもわからないし、実際に同じような危険が自分の身に迫るかもしれないので、つねに身構えざるを得なくなる（過覚醒）。この3つは相互に関連しているのです。

もうひとつ付け加えるとすると、「解離《かいり》」があります。性暴力の例で考えてみてください。性暴力の場合、しばしば被害者が「抵抗しなかった」と言われます。ですが、それは「抵抗しなかった」のではなくて、あまりにも受け入れがたい突然の出来事を直視しないですむように、その出来事に「意識を向けない」ようにしていた、と言ったほうが正しいのです。自分の身に起こっていることが耐えられないくらいつらいから、「自分が経験しているのではない」ことにしようとしているのです。こういう状態を「解離」と言います。この

あまりに受け入れがたい出来事にあうと
「自分が経験しているのではない」ことにしようとする

「解離」は、「PTSD」の原因となる出来事の際にみられるだけでなく、出来事が終わった後にも、再体験、回避、過覚醒といった症状と組み合わさって出現することがあります。

「PTSD」の治療には、トラウマの処理が必要です。その1つに、「眼球運動による脱感作と再処理法」＝EMDR（Eye Movement Desensitization and Reprocessing）があります。十分にリラックスできる環境のもとで、治療者が指先を左右に動かし、患者さんに指の動きを眼球だけで追ってもらいながら、トラウマとなった出来事を思い浮かべてもらうのです。こうすると、トラウマとなった出来事がすこしずつ思い出されてきて、それを処理することができます。

## ――それだけで？

もちろん、簡単なことではありません。そもそも、トラウマの記憶は思い出したくないものです。ですから、治療のなかで、「がんばって思い出してください」と簡単に言うことはできません。しかし、指を目で追うという別のことをやりながら、トラウマとなったことを思い出すなら、思い出すことは比較的容易になります。それでも、EMDRの最中にはいろいろな記憶や感情、身体の感覚が溢れてくるように現れます。それについて丁寧に話し合っていくことによって、トラウマを処理していくことができるのです。

また、EMDRにせよ、ほかの精神療法にせよ、トラウマを扱う際には、患者さん本人がトラウマとなった出来事を思い出しても「安心」できるような環境を整えておかなければなりません。「トラウマの記憶が戻ってきても、今はそのときとはまったく違う状況だから、たとえ記憶が戻ってきても、それは頭のなかだけのことで、現実には起こらない」ということを確認できる状態をつくるのです。「こうだから自分は安全」ということを何度かトレーニングしたうえで、少しずつトラウマとなった出来事について扱っていくのです。

何度かそうしているうちに、トラウマを体験したときは頭が真っ白になっていたこと、泣くとか、体が震えるとか、その体験にともなうべき反応を自分がしていなかったことがわかってくる。だんだんとトラウマについて話せるようになり、そのときに伴うべきだった身体感覚や気持ちの動きを少しずつ取り戻していくと、トラウマが処理できていきます。

**――ベトナム戦争の帰還兵で、良くなったと思っていても、何十年も経って何かのきっかけでフラッシュバックが起きると聞いたことある。**

たしかに、トラウマにたいする反応が、かなりあとになって起きる場合もあります。そういうものは、「遅発性《ちはつ》ＰＴＳＤ」と呼びます。だいたいは、トラウマ的な出来事が起こってから、1～2週間後くらいで「ＰＴＳＤ」の症状が起こるんですが、半年とか1年くらい、あるいはもっと経ってからフラッシュバックが起こることもあります。あるいは回復したと思っていても再燃するという人もあります。

あとになってから起こったというよりは、「なんとか耐えていた」という状態が長かった人たちですから、その間に、すごく消耗《しょうもう》していることもありますし、トラウマがまったく処理されずにずっと残っていたがゆえに、治りにくいこともあります。

次に「神経症」、特に「転換性障害（変換症）」について話します。

「転換性障害」は、体にはなんの異常もないのに、手が動かないとか歩けないとか、水が飲めないとか、ヘンな咳《せき》が出るとか、体の病気みたいなものが出る心の病気です。心の問題が体の問題に化けるという意味で、「転換」という言葉がつかわれています。昔は「ヒステリー」と呼ばれていました。

「ＰＴＳＤ」は、突然起こった出来事が処理できないようなトラウマを生み出すことによって発症しますが、「転換性障害」では幼少期のトラウマが問題になります。幼少期のトラウマは、十分に処理をされないまま「宙吊《ちゅうづ》り」になっていることが多いのですが、そのトラウマが、思春期や大人になってからふたたび活発に動き出すことによって「転換性障害」が起こります。

## ——どうして子どものころのトラウマが、後になって出てくるの？

「転換性障害」にかんしては、脳の研究も進んできていますが、やはり精神分析の考え方を参照しないと、うまく理解することができません。精神分析では、人間の心の生活は、子どものときから、段階的に発達していき、時期ごとに快感を得る方法が変わっていくと考えられています。ここで言う「発達」とは、性的な発達のことです。

小さい子どもはおしゃぶりをしますよね。親指やおしゃぶりを舐《な》めて満足を得ています。この時期を精神分析の言葉で「口唇期《こうしんき》」と言います。フロイトはこのような、子どもが口という器官をつかって満足を得ることも「性的」であると言います。というのは、これが発達していった先に、大人の性的な関係があると考えるからです。

その次にくるのが「肛門期《こうもんき》」です。子どもの世界に入って考えてみてください。自分が

## 子どもにとって排泄は、親に褒められ、自分でコントロールできるので満足をもたらす

排泄《はいせつ》すると、両親が自分のところに飛んできて、「よく出たね」等と言って褒《ほ》めてくれます。それは子どもにとっては、自分が「金の卵」のようなものを産み、親がそれを喜んでもらいにきているという感じです。

だから、子どもにとって排泄は親への贈り物であり、それ自体がすごく楽しいことです。また、大便の排泄は、肛門括約筋《かつやくきん》をコントロールすることですから、じょじょに自分の体を自由にコントロールできる感覚が生まれてくるので、満足をもたらします。

このように、子どもの性的な満足の形は、段階を経て変化していきます。これが大人になってからの性的満足の原型だとフロイトは考えました。

しかし、子どもはそれぞれの段階でつねに十分に満足しつづけられるわけではありません。たとえば、両親が忙しくて相手をしてくれない場合には、その満足がうまくいかないことがあります。そのような不満足の経験は、子どもにとっては予測不可能なものですから、自然災害のような「不意打ち」の出来事と同じく、トラウマを引き起こすことになります。このとき、子どものころの性的満足が、大人になっても重要なものとして残りつづけます。そのことは「固着《こちゃく》」と呼ばれています。

そして、思春期以後の生活のなかで、強い不安や強いストレスにさらされるとか、幼児期のトラウマと関連するような出来事が起こった場合に、そのトラウマがふたたび問題と

なるのです。もっとも、「転換性障害」のような「神経症」の場合には、「PTSD」のようにトラウマそのものがフラッシュバックしてくるのではなく、手が動かないとか、歩けないといったような身体症状に変換されて出てきます。

治療には、「精神療法」がとても重要です。「心理療法」とも言います。両方とも、Psychotherapy の訳語で、精神医学の世界でつかわれる場合は「精神療法」、臨床《りんしょう》心理学の世界でつかわれる場合は「心理療法」と訳しています。言葉が違いますが、中身は同じです。精神療法には、「精神分析」だけでなく「認知行動療法」などいろいろな方法がありますが、さまざまな仕方でトラウマを処理したり、トラウマの影響をなるべく少なくするように働きかけていきます。とくに、「転換性障害」に対しては、これまで体の症状で表現していたものを、ちゃんと心のなかで処理できるようにしていくことが重要です。

## ――原因となったトラウマを引き起こす出来事って、1回だけなの？

「PTSD」や「神経症」は、1回、あるいは少ない回数の出来事から生じたトラウマから発症します。

しかし、日常的に虐待を受けてきた場合など、慢性《まんせい》的なトラウマがあるケースでは、もう少し違った心の病気があらわれることがあります。殴《なぐ》られたり、罵声《ばせい》を浴びせられたり、といったイヤな出来事に日常的にさらされながら育つと、心に深刻な影響が引き起こされることがあるのです。

その1例として、「アルコール依存症《いぞん》」の親がいる家庭のなかで育つ子どものことを考えてみましょう。

「アルコール依存症」の親をもつ子どもは、お酒を飲んで荒れているときの親と、お酒が抜けて「さっきはごめんよ」と言ってすごくやさしくなる親、この2つの親とつねに接しています。そして、この2つの親は同一人物であるのに、その都度《つど》まったく違うモードで、違う姿で現れてくるのです。

すると、子どもにとっては、「親は今どっちのモードなのか」ということをその都度判断して、それに応じて適切な対応をしなければならなくなります。そして、親が荒れているときに、すぐさま「自分が親の気に障《さわ》ることをしたからだ」「ぜんぶ自分が悪いのだ」と思うようになってしまうのです。

こうなると、親が、「どんなことがあっても最終的には自分のことを受け入れてくれて、認めてくれる」という、いわば自分のベースキャンプのような存在になりません。ベースキャンプとして親がいることは、人間の心の発達にとってとても大切なことです。親から「掃除《そうじ》しろ」とか、「宿題やれ」とか言われると、ちょっとムカつきますね。でも、たまにメチャクチャ怒られることがあっても、最終的には自分を受け入れてくれるという信頼感があれば、家庭のなかで安心していられます。このような信頼感のことを「基本的信頼感」と言います。

そんなひどい家なら、「家出」をすればよいではないかと思うかもしれませんが、逆にこのような家庭で育った子どもは、「家出」をすることができません。というのは、「家出」は、「家出」をしてもその後戻ってくれれば、自分をかならず迎え入れてくれる、という絶大な信頼感がないとできないことだからです。「家出」は親のことを基本的に信頼しているからこそできることなのです。

**——言われてみればそうだね。**

こうして、「アルコール依存症」の親をもつ子どもは、基本的信頼感をもてないまま大人になっていくことになります。虐待のある家庭で育つ場合もほとんど同じです。子どもは、親の態度に合わせながら、つねに「自分が悪い」と思いながら育っていくのです。

このような育ち方は、大きく分けて3つの状態を引き起こします。「複雑性PTSD」、「境界性パーソナリティ障害」、「アダルトチルドレン」の3つです。

ふつうの「PTSD」は、1回の非常に深刻な出来事によって起こりますが、「複雑性PTSD」は、家庭内での日常的な虐待によるトラウマや、紛争下での日常的なトラウマ、あるいは民族的マイノリティや性的マイノリティの人が日常的に経験する差別に由来するトラウマなど、長期間にわたって何度も外傷的な出来事にさらされたことによって生じます。

「複雑性PTSD」の患者さんの場合、1回のトラウマによる「PTSD」に比べて「解離」が多く見られます。「解離」とは、トラウマとなるような出来事が起こっているときに、「それを体験しているのは自分じゃない」ことにしようとする、危機回避のメカニズムだと話しましたね。

虐待を受けているあいだに、「これは自分の身に起こったことじゃないんだ」と、自分のモードを切り替えて(「解離」して)対応しているので、その影響で後になっても「解離」をよくつかうようになります。自分の目の前で起こっていることにぜんぜん現実感がなかったり、一定期間、はっきりとした意識がなかったりすることもあります。

## ──意識がない？

知らないあいだにメールを打っていたり、気がついたら知らないところにいた、というふうに、さっきまで自分が何をしていたかがわからなくなることがあるのです。「複雑性PTSD」では自傷行為や、「うつ病」を合併することも多いです。「PTSD」の要素が少なくて「解離」が主体である「解離性障害」となる場合もあります。

次の「境界性パーソナリティ障害」は、「ボーダーライン」という名前のほうがよく知られているかもしれません。

「境界性パーソナリティ障害」は女性に多く、特に、思春期から青年期にかけて、恋愛関係でのトラブルが目立つ人が多いですね。最初は、恋愛の相手（多くの場合男性）を「この人は自分のことを全部わかってくれる、とても素晴らしい彼氏だ」とすごく理想化するんです。でもちょっとイヤなところが見え始めると、一転して、「お前なんか最低の人間だ！　早く死ぬべきだ！」などと罵倒するようになります。「理想化」と「こき下ろし」です。そういう両極端な対人関係しか結べないことが多いのです。

また、「境界性パーソナリティ障害」では、「慢性的な空虚《くうきょ》感」、つまり「むなしい」感じ、「身の置きどころがない」感じもよく見られます。これはさっき言った、ベースキャンプがないことと関係しています。

安定した対人関係を結ぶ基盤となるのは、親とのあいだの基本的信頼感に支えられた関係です。しかし、そのような信頼感が生まれようのない仕方で育つことを強いられると、大人になってからの対人関係においてもその影響が出てしまうのです。

また、「境界性パーソナリティ障害」の患者さんは、自分の心のなかで起こっていることと、現実に起こっていることの区別がつきにくいということも知られています。たとえば、相手と話しているとき、自分の心のなかでは「この人めっちゃ怖い」と思っているとします。そういうとき、ふつうは「自分はこの人のことを怖いと思っているけど、この人は別に自分を脅《おびや》かそうとは思ってない」と考えることができますね。つまり、自分の気持ちのなかで相手について思っていることと、相手が実際どうかというのは、別のこととして区別できます。

しかし、「境界性パーソナリティ障害」の人は、自分の心のなかで起こっている「この人めっちゃ怖い」という思いが、そのまま「相手が自分を脅かそうとしている」ということになってしまいがちです。自分の心のなかと、実際の相手の心の境界線がなくなりやすいんです。

こういったこともあって、対人関係のトラブルを引き起こしやすくて、まわりから「厄《やっ》介《かい》な人」と見られがちです。とくに恋愛関係では、相手を理想化するので、最初のうちはすごく相手も喜んでくれます。相手からしたら、「自分のことをすごく褒めてくれる」と思うわけですからね。しかし、それもつかの間のことにすぎず、すぐに「こき下ろし」がはじまる。当然、相手もきつい態度をとるようになる。すると、本人が心のなかで思っていた世界と現実が、本当に一緒になってしまうんです。こうして本人の対人関係のパターンが、強化されていくのです。

こうなると、仲間うちで「あの人はとんでもない人だ」という言われ方をしてしまい、いづらくなり、そのことでさらに「空虚感」や「うつ状態」が強まります。

**――自分が思っていることと相手がそうであるということが区別できない状態が想像できないいんだけど。**

自分の心のなかとほかの人の心のなかが違うものであるということは、「他者」がちゃんと安定したものとして存在していることによってはじめてわかることです。「アルコール依存症」の親のいる家庭のように、「他者」の状態が刻々《こくこく》と変わって、その都度自分がそれに合わせて、チャンネルを替えるように生活することがつづくと、「他者と合わせる自分」しかいなくなるんです。そうすると自分と他者が区別できなくなるのです。

次の「アダルトチルドレン」は、「アルコール依存症」の親のもとで育った子どもに多くみられます。アダルトチルドレンと親との関係は3つのパターンがあると言われています。

1つめは、親の問題を自分が責任を負って、親の尻拭《しりぬぐ》いをする人。

2つめは、親をなだめる、親の調整役になる人です。お父さんがアルコール依存で、お母さんがすごく困っているのをなだめる役目をするといったパターンです。

3つめは、ムチャクチャな家庭になんとか順応する人です。

「責任を負う」「なだめる」「順応する」という3つのパターンで、うまくいっていない家庭のなかでなんとか生き延びてこようとした人たちですね。こういう人たちは、大人になってからも、まわりにすごく合わせようとします。当然、つねにまわりをうかがいながら生きていかなければいけませんから、生きづらいですし、慢性的な空虚感や不全感をもって、カウンセリングに来るようになる人たちも多いのです。

こういった人たちは、自分たちのことを「アダルトチルドレン」と名づけるようになりました（だから、「アダルトチルドレン」というのは、病名というよりは「自己病名」なのです）。「子どものときからまるで大人みたいに行動してきた人」という意味です。最近は、同じような状況を指す言葉ですが、とくに親のあり方のほうに焦点をあてて、「毒親」という言葉もよく使われていますね。

いずれにせよ、慢性的なトラウマにさらされるような環境で育つことは、後の人生に深刻な影響をもたらしますから、どうにかして本人にトラウマが蓄積《ちくせき》することを避けなければなりません。親の「アルコール依存症」の治療も必要になるでしょうし、トラウマを受ける家庭環境から離すこと、児童相談所やシェルターなどを利用することが必要な場合もあります。子ども時代のトラウマを減らすことは、もちろん大事なことですが、その人が大人になってから心の病気に苦しまずに、自分のやりたいことを実現できるようにするためにも、とても重要なことなのです。

## 4 手洗いがやめられない――強迫症
## 食べたくない・食べたらとまらない――摂食障害

ここでは「自分をコントロールすること」と関連する心の病気、特に「強迫症《きょうはく》」と「摂《せっ》食《しょく》障害」について話します。

まず、「強迫症」(「強迫性障害」「強迫神経症」などと呼ばれることもあります)から始めます。これは、頭のなかに湧《わ》いてくる考えを自分の力ではうまく振り払うことができない、という病気です。「統合失調症《とうごうしっちょうしょう》」でも、頭のなかにいろいろな考えが湧いてくるという話をしましたが、「強迫症」の場合は、決まったテーマとその周辺のことばかりが、強い不安をともなって頭のなかにしつこく湧いてきます。

しかも、多くの場合、頭のなかに湧いてくる考えは、本人にとっても不合理だと思えるようなものです。たとえば、「自分の手が汚れてるんじゃないか」という考えや、「靴《くつ》ひもがちゃんと結べていないのではないか」、「物をきちんと左右対称に置かないと不吉なことが起こるのではないか」という考えが強い不安とともに表れて、すごく気になってしまう。その考えが正しくないことは、自分でもわかっています。手はさっき洗ったから、きれいなはずだし、靴ひももちゃんと結べているはずだ、物の置き方で不吉なことが起こったりはしない、ということははっきりとわかっているのです。それでも、そのことが気になってしまい、不安でたまらなくなるのです。

こんなふうに頭のなかに湧いてくる考えのことを「強迫観念《きょうはくかんねん》」と言います。強迫観念は、何かしらの行動を引き起こします。たとえば、「手が汚れているんじゃないか」という考えが浮かんできたら多くの人は「手を洗う」という行動をするでしょう。「靴ひもがちゃんと結べてないんじゃないか」という考えが浮かんできたら、もう1回結び直します。

でも、「強迫症」の人の場合、こういう行動をとっても、また同じ強迫観念が湧いてきてしまいます。「汚い」と思って手を洗っても、まだ「汚い」と思ってしまって、何時間でも手を洗いつづけてしまうのです。これを「強迫行為」と言います。

この「手洗い」は、ひどい場合は1日でハンドソープを3本使うくらいになります。何時間も洗っているから、手がガサガサになるし、血も滲《にじ》んできます。

**――え？　そこまで？**

はい。強迫観念→強迫行為→強迫観念→強迫行為、という流れをずーっと繰り返してしまって、消耗《しょうもう》してしまうのが「強迫症」の患者さんのいちばんの困りごとです。自分でもバカバカしいと思っているのですが、やめられないのです。

では、どうしてこんなことが起こるのかを考えてみましょう。

世界のなかの物事には、「表」と「裏」や、「中」と「外」のように、正反対の意味のものどうしが対立していることが多いですね。そして、このような対立には、順序があるものが多いと言えます。たとえば「中」と「外」であれば、「中」が先にあって、「中」ではないものとして「外」があると考えられる。また、「きれい」と「汚い」という対立は、まず「きれい」な状態があって、それが汚れて「汚い」状態になる。このように、ほとんどの物事は、片方の世界が先にあって、その世界が否定されるともう片方の世界になる、という構造をもっています。

仮に、この2つを、1番めの世界と2番めの世界と考えてみましょう。

精神科医の安永浩《やすながひろし》(1929〜2011年)は、この1番めの世界と2番めの世界をはっきり分けて、そのあいだにしっかりとした境界をつくることに、とてもこだわってしまうのが「強迫症」なのだ、と言っています。

1番めの世界として、自分の頭のなかの考えがあって、そこに2番めの世界、つまり強迫観念が湧いてくる。すると、2番めの世界のほうをなんとかして解消して、1番めの世界と区別しなければいけなくなる。たとえば、自分の手が「きれい」だと思っているときに、とつぜん「自分の手が汚れている」という考えが浮かぶと、なんとか「自分の手が汚れている」という考えを振り払おうとして「手洗い」という強迫行為をして、「きれい」な世界を維持しようとするのが、「強迫症」の患者さんの、世界に対する基本的な態度なのです。

でも、ここには1つの罠があります。

たとえば、ゴキブリがいない「清潔《せいけつ》なキッチン」があるとします。それが否定されると、ゴキブリがいる「汚いキッチン」になります。「強迫症」の患者さんは、なんとかして「清潔なキッチン」を維持しようとします。しかし、ゴキブリがいない「清潔なキッチン」を維持するためには、ゴキブリが出てきそうな場所をずっと監視《かんし》しなければなりません。すると、ふつうよりよけいにゴキブリを、つまり「汚いキッチン」を見てしまうことになるのです。

イヤなものを自分から遠ざけておくためには、イヤなものが出てきそうなところに注目しないといけないから、結果としてよけいにイヤなものを見てしまう。そして、「またイヤなものが自分の世界に入ってきたから、なんとかして自分の世界を守らないといけない」

**イヤなものを遠ざけておきたいために**
**結果としてよけいにイヤなものを見てしまう**

という気持ちになって、よりいっそうイヤなものが出てきそうなところに注目するようになる。こういう悪循環《あくじゅんかん》が、「強迫症」の人たちが体験している世界です。

**——ぜんぜんコントロールできてないね。**

そうですね。はじめに「強迫症」は「自分をコントロールすること」と関連する心の病気と言いましたが、正確には、「コントロールしようとするがゆえに、じつはコントロール不可能であることがわかって、それゆえにさらにコントロールしたくなってしまう」というコントロールの悪循環の病気なんです。

当然、こういう状態だと、日常生活に大きな支障《ししょう》が生じます。汚いものを見るのがすごく怖いという人は、学校に行くときもゴミ収集場があるところは通れないから、遠回りして、ゴミ収集場がないところを選んで行かないといけなくなる（そして、逆説的なことに、わざわざゴミ収集場があるところを見てしまったりもするのです）。こうなると、学校に行くだけでもひと苦労です。そのほかにも、手洗いで時間を浪費したりすることもあります。

もう1つの問題は、「強迫症」の人のそういう姿を見て、まわりの人もイライラしてしまうことです。どうしてかというと、いつも同じことを言って、同じことをやっているからです。そして、まわりの人が何を言っても変わらないことが多いからです。

もちろん、実際には、本人がいちばん苦しいのですが、その苦しみはほかの人には理解しにくい。だから、残念なことに、「うっとうしい」と思われてしまうのです。

もう少し深く考えてみることもできます。病院で働いている医師や看護師さんも、慣れていない人は特に、「強迫症」の人に対してイライラすることがあります。第1章で、治療者が患者さんに対して、一定の感情をもつ「逆転移」の話をしましたが、患者さんに対して「うっとうしい」と感じることも、一種の逆転移です。「強迫症」の患者さんを見ていると、見ている治療者の側も、患者さんと同じ状態になってしまうのです。

どういうことかと言うと、見ている治療者の側も、「自分のいるこの病院という世界では、自分が患者さんをきちんとコントロールできているんだけど、この『強迫症』の患者さんだけは、うまくコントロールできない」と思うようになるのです。

これは、「強迫症」の患者さんの心のなかの世界が、治療者の心のなかにコピーされているということです。「強迫症」の患者さんが、「自分がふつうに生きてきた世界が、手の汚れがあるせいで壊れる」という不安を感じているとすれば、治療者の側は「自分がふつうに生きてきた世界が、この『強迫症』の患者さんがいるせいで壊れる」と思ってしまう。

つまり、治療者やまわりの人が「強迫症」の患者さんに対して感じる「うっとうしい」という気持ちは、もともとは「強迫症」の患者さん本人が感じている気持ちなのです。

**――そんなことが起きるんだ。**

だから、治療者はこの「うっとうしい」という気持ちをちゃんと自分でモニタリングしなければいけません。そうしないと、「うっとうしい患者さんだから放っておこう」ということにもなりかねません。実際、残念なことに「強迫症」の患者さんは、嫌われやすいんです。しかし、治療者はその「うっとうしい」という気持ちが「逆転移」だということを理解して、その気持ちを取り扱っていくことができます。そうすれば、患者さんの側も、治療者を信頼できるようになるのです。これは、基本的には「強迫症」の患者さんの家族にとっても同じことが言えます。

どうして「強迫症」が起こるかについては、いろいろな説があります。精神分析では、「強迫症」の患者さんは「肛門期《こうもん》」に固着《こちゃく》していると考えています。肛門期に固着するということは、「排便《はいべん》」や「出し渋り」のように、自分の能動的な力によって世界をコントロールすることができるという状態にとどまっているということです。

また肛門期は、他者、特に親にたいして攻撃性や憎しみを持つ時期でもあります。憎しみをもって「この対象を壊したい、汚したい」と思うのだけど、それにたいする反動として、「この対象を自分は愛している、ものすごく大事だ」と思う、そういう両極端な気持ちが出てくる。だから「強迫症」の患者さんは、イヤなイメージが出てきて、それを打ち消すということを何度もやるのです。

**――とても複雑だね。**

面接を重ねていくと、だんだん複雑な強迫観念があることが明らかになってきます。たとえば、フロイトの患者さんで、「ネズミ男」という人がいました。彼には、結婚したいと思っている好きな女性がいたのですが、その女性が毎日ある時間になるとかならず馬車で通る道がありました。ある日、ネズミ男は、その道に大きな石が落ちているのを見つけます。すると彼は、「あの人の馬車がこの石につまずくと大変だ」と思って、その石を道の端に寄せます。ところがすぐに、「さっきの行動は不自然だったかもしれない」と思いなおして、石を元の位置に戻します。こういう奇妙な行動を何回も繰り返すんです。

この例でネズミ男がやっているのも、「石につまずかないように」という愛情の表現と、その愛情を取り消して、むしろつまずくように仕向ける無意識的な憎悪の表現です。治療が進むと、このような複雑な強迫観念の背後にある問題がじょじょに取り扱えるようになっていきます。

ただ、今日では、「強迫症」の患者さんにたいして精神分析的な治療はあまり積極的にはしなくなりました。それは、「強迫症」の患者さんの脳内で起こっているメカニズムが解明されてきたことにくわえて、薬が効くケースも多いことがわかったからです。「うつ病」に投与するのと同じ薬（SSRI）がよく使われます。この薬は、強迫観念にともなう不安をやわらげ、次第に強迫観念に煩《わずら》わされにくくする効果があります。

また、認知行動療法、特に「暴露反応妨害《ばくろはんのうぼうがい》（Exposure Response Prevention）」という治療法もよく使われます。

「強迫症」の患者さんにはたくさんの不安があります。汚いものを見たくないという人であれば、街中のゴミ捨て場を見るのがイヤとか、電車で向かいの席の人が足を組んでその人の靴の裏が見えるのがイヤだとか、キッチンの洗い物用のスポンジを見るのがイヤだとか、不安を引き起こすような場面や状況がたくさんあるのです。

「暴露反応妨害」では、まず不安を引き起こすような場面や状況をできるだけ多く書き出してもらいます。次に、それぞれの場面や状況に不安の強さに応じた点数をつけて、ちょっとイヤなやつからすごくイヤなやつまで、不安の低いものから順に並べてもらいます。そして、いちばん不安が低いものから、その場面や状況に慣れることができるようにトレーニングしていくのです。たとえば、「電車のつり革に触る」ことがいちばん不安が低ければ、わざとつり革に触ってもらいます。

もちろん、つり革に触ると、本人は「汚い」と思って、手を洗いたくなります。けれども、その「手を洗う」という行動を我慢《がまん》して耐《た》えてもらいます。そのようなことを繰り返すと、不安を引き起こす場面や状況に出くわしても、「手を洗う」という反応が起こりにくくなるのです。

――**大変そう。**

そうですね。次に話す、「摂食障害」も大変な心の病気です。

「摂食障害」も、「自分をコントロールすること」と関連する病気です。特に、「摂食障害」の場合は、「自分をコントロールすること」に対して依存症のようになっていると考えられています。

「強迫症」の場合は、不安をともなって湧いてくる強迫観念を行動で鎮《しず》めようとするけれども、うまく鎮めることができず、悪循環が生じていました。「摂食障害」もそれと似ているところがあって、不安が出てきたときに、その不安を食事行動でなんとか処理しようとする病気です。違うところは、「強迫症」では不安を鎮めることができないから悪循環が生じていたのに対して、「摂食障害」では、食事行動で不安を鎮めることにいちおう成功し、その成功にともなう達成感がよけいに食事行動を悪化させていくという点です。

さて、どうして人が「摂食障害」になるのかを考えるために、人間にとって食事がどういうものなのかについて考えてみましょう。

まず、人間にとって食事はたんなる栄養摂取ではない、ということが重要です。もちろん、生まれたばかりの赤ちゃんが母乳を吸うのは、本能的に行われる生存のための栄養摂取だと考えても間違いではありません。しかし、母乳にしても、すぐに栄養摂取以外の側面が出てくるのです。

たとえば、赤ちゃんはお母さんのおっぱいを吸うだけではなくて、たまに噛《か》んだりもします。これは、おっぱいに対する攻撃性のあらわれであると考えられています。

この時期の赤ちゃんは、目もまだちゃんと見えていないので、お母さんがひとりの人間だということを知りません。自分の目の前には、「母乳がよく出る良いおっぱい」と、「あまり出ない悪いおっぱい」という2つの違うおっぱいがあるのだと考えています。だから、悪いおっぱい（母乳があまり出ないおっぱい）が目の前にあらわれているときに、そのおっぱいを自分の敵だと思って攻撃するつもりで噛んでいるのです。

赤ちゃんは、だんだん発達して目が見えるようになると、じつはお母さんはひとりの人間で、そのお母さんのおっぱいが、「母乳がよく出るとき」と「あまり出ないとき」があったのだということがわかるようになります。すると、赤ちゃんは、「今まで自分は悪いおっぱいを攻撃していたと思っていたけど、じつは自分にとって大事な良いおっぱいも攻撃していた」ということがわかるようになる。ここから、罪悪感《ざいあくかん》や「うつ」が生じてくる。食事にまつわるこんなドラマが、だいたい生後6ヵ月頃に起こると言われています。

## ――どうしてそんなことがわかるの？

乳幼児の研究からわかったのです。フロイトのあと、メラニー・クライン（1882〜1960年）をはじめとする精神分析家たちが、子どもの心の研究をしたのです。子どもは自由連想法のような言葉をつかった治療ができないので、おもちゃをつかった遊戯療法《ゆうぎりょうほう》をやっていました。そのなかで、子どもがどんな空想の世界のなかを生きているのかがわかるようになったのです。

人間にとって食事がたんなる栄養摂取ではないということは、「離乳《りにゅう》」とも関係します。離乳は、人間にとって自分が今まで「快《かい》」を得ていたおっぱいから引き離されるということですから、「喪失《そうしつ》」であり、これも心のトラウマになることがあります。

このように、他者（お母さん）との関係のなかでかつて経験した罪悪感や喪失感をどのように処理していくのかということが、人間にとって食事と関係させながらとりくむ課題になっているのです。だから、食事は心の病気と結びつきやすいのです。

## 人間は、他者との関係をつくったり、断ったりするために食事を利用する

「摂食障害」と言うと、思春期の女性の「拒食《きょしょく》」が有名ですが、じつはまだ言葉をうまくしゃべることができない子どもでも「拒食」をすることがあります。というのも、その段階の子どもは、親に対して「ＮＯ」を示すために、「食べない」という手段しかもっていないからです。

こういうことからも、人間は栄養摂取のためだけに食事をするのではなくて、他者にメッセージを伝えたり、他者と関係をつくったり、関係を断《た》ったりするために食事を利用するのだということがわかるでしょう。実際、人間にとって食事は文化でもあり、他者と仲

良くなったり、コミュニケーションしたりする際にも食事はよくつかわれますね。

中学生くらいになると、反抗期になり、親の支配下から、つまり親がつくったものを与えられている状態から、どうやって自分で独り立ちするかという課題が重要になります。この時期に、「お母さんのご飯がまずい！」と言い始めることがありますが、これも、たんに「まずい」ということが言いたいのではなくて、親から独立したいという気持ちを表現しているのです。

さて、「摂食障害」にはいろいろなパターンがありますが、ほとんどの場合、最初は「拒食」から始まります。そして、「摂食障害」になるのは圧倒的に女性が多くて、95％が女性です。ですので、ここからは女性の「摂食障害」について主に話していきます。

## ——圧倒的に女性が多いのは、痩《や》せたいからかな。

「摂食障害」は、病気の「原因」に関してはさまざまな説と論争がありますが、病気の「きっかけ」については、だいたい次のようなものが多いですね。

たとえば、中学校で男性教師や部活の顧問やコーチから「肉がついてきた」とか、「色《いろ》気《け》が出てきた」とか、そういうことを言われたことを契機として「摂食障害」になるケース。あるいは、異性や同性の目を意識しはじめて、ダイエットを始めてそこから「摂食障害」になるケースです。

女性は発達途中のどこかの時点で、自分が「女性の身体を生きている」ということに気づくようになります。正確に言えば、「自分はもうすでに長いあいだ、女性の身体を生きていた」ということに後になって気づくんです。まわりからはすでにそれなりに女性として見られていたのに、そのことに後から気づくというのは、女性にとって恐ろしいことです。たとえば、大人の男性にじろじろ見られたことがあったとして、昔はその意味がよくわからなかったけれども、自分が「女性の身体を生きている」ということがわかるやいなや、とたんにその意味がわかるようになるのです。

こうして、女性の身体の発達には、自分の身体に対する「意味づけ」が突然変化するときがあるのですが、男性の身体の発達にはそのような突然の変化はほとんどありません。そして、多くの「摂食障害」の女性が発病するのは、まさにその自分の身体に対する「意味づけ」が変化するときなのです。

ですから、「摂食障害」、とくに「拒食症（神経性食欲不振症）」は、「成熟《せいじゅく》拒否の病」、つまり大人になることを拒絶する病気だと言われていたことがありました。最近ではあまりつかわなくなった言い方ですが、少なくとも今でも「拒食症」の発病の「きっかけ」については一定の割合で当てはまる話です。

**――「成熟拒否」って、性的な身体にならないようにするってこと?**

そうです。性的な身体をもたないようにするために「拒食」という方法をつかうと考えられていたのです。もちろん、その背景には複雑な心の動きがあります。お母さんのおっぱいを傷つけたことへの罪悪感とか、離乳に由来する喪失感、そして自分が知らないうちに性的な身体を生きていたという恐ろしい体験。女性は、こういった心の動きから生じる不安と向き合わなければならない時期を、思春期に迎えることになります。

ところが、こういったことはすべて食事と結びついている。だから、心のなかで不安を処理するのではなく、食事行動をつかってコントロールすることになりやすい。それが、「拒食」としてあらわれるのです。

そして、「拒食」をすると、つまり食べないでいると、じつはけっこう元気が出てくるんですね。これは昔から知られていることですが、たとえば宗教的な修行などで「断食《だんじき》」をすると、活力が湧いてくる。それと同じことです。

不思議なことに、空腹は一種の爽快《そうかい》感すらもたらしてくれるものなんです。おそらくは、お腹がすいたら獲物《えもの》を捕まえに行かなければならなかったころの名残なのでしょう。

そして、「摂食障害」の患者さんたちは、この爽快感によって、思春期に出てきた罪悪感や喪失感を一時的になだめることができます。それに加えて、体重という具体的な「数字」が見えますから、自分の力で「数字」を減らしたという達成感も得られます。

しかし、それは長くはつづきません。だから、もう1度空腹になろうとする。しかし、何度同じことをやっても、もともとの罪悪感や喪失感は残ったままなので、それをずっとつづけなくてはいけなくなってしまう。こうして食事行動をつかって自分をコントロールすることに「はまって」しまうのです。

それだけではありません。「食べない」ということは、自分にとって大事な他者（たとえば母親）にたいして「NO」を突きつけることでもありました。政治的な抗議をする際にも「ハンガーストライキ」という方法がつかわれることがありますが、こういったやり方は、どこか「死を賭けた英雄」という意味合いをもちがちで、その感覚にも「はまって」いきやすい。まわりから気をつかってもらいやすくもなります。

また、それ以外にも、テレビや雑誌、インターネットなどのメディアでは、「痩せているのが美しい」という情報があふれています。「拒食」はその「理想」としての「痩せ」に近づくことでもありますから、そのような快感にも「はまって」いくことがあります。

このようにして「拒食」をつづけていくうちに、体は飢餓《きが》状態になっていきます。そうなると、体がSOSを出して、「過食衝動《かしょくしょうどう》」が出てきます。体が「もう限界だからたくさん食べろ」という指令を出すんですね。この衝動は、自分の意志では抑えることができないので、結局、「過食」をするようになります。するいと、空腹の爽快感もなくなり、逆に胃が重く苦しくなる。そして、自分は「死を賭けた英雄」でもなくなってしまう。さらに、自分の体も「痩せ」という「理想」とかけ離れたものになってしまう。こうなると、ふたたび「拒食」に走り、その結果、結局「過食」をすることになります。

このような「拒食」→「過食」→「拒食」→……というループがずっとつづくようになるのが、「摂食障害」にもっとも多くみられるパターンです。最初は「拒食」だけだったものが、じょじょに「拒食」と「過食」を繰り返すようになっていくのです。いずれの段階でも、「病が維持されるしくみ」について言えば、快や不快の自己コントロールから生じています。

ですから、「過食」それ自体をコントロールしようとする人たちも出てきます。つまり、「過食」したものを自分の意志で「吐《は》く」のです。こういう行動を指して、「食べ吐き」と呼んでいます。

## ——吐くのって苦しいんじゃないの？

苦しいですが、自分で自分をコントロールすることの爽快感のほうが強いようです。「摂食障害」の人たちは、吐くために指を喉《のど》の奥のほうに突っ込むので、手の甲《こう》側の指のつけねに「吐きダコ」ができることがあります。嘔吐《おうと》すると胃液が口のなかに逆流してくるので、嘔吐をくり返していると、歯がだんだん溶けてきます。ですから、重症化した「摂食障害」の人は、歯がボロボロになっていることが多いです。

また、食べ物を口に入れて噛むだけで飲み込まずに吐き出す「チューイング」をする人もいますが、これも胃酸が出過ぎたり、脳は食事をしたと思っているのに体には一向に栄養がこないという脳と体が矛盾した状態をつくりやすいので、非常に体に悪いです。

過食をする人は、「食べる」量が多くなります。吐くようになると、さらに「食べる」量が多くなります。こうなると、万引きをするようになる人も出てきます。過食するためのものを窃盗《せっとう》するのです。これは「摂食障害」の症状の一部だと見ても、別の「盗癖《とうへき》（クレプトマニア）」という病気だと見てもいいですが、いずれにしても、根は同じ自己コントロールにあるとみておくのがよいでしょう。

## ――どういう意味?

「摂食障害」の場合、拒食や嘔吐をすることで爽快感が得られるということは、それまで溜まっていた緊張状態から一気に解放されるということです。だんだん、その緊張と解放の落差を楽しむようになります。万引きも、盗る直前はかなり緊張します。「見られているかもしれない」「捕まるかもしれない」という緊張感が高まるのですが、成功したあとにはフッとその緊張から解放される。この落差に「はまって」しまいやすいのです。「摂食障害」のように、もともと落差を楽しむことに「はまって」しまっている人にとって、万引きはすごくフィットするんですね。だから、「摂食障害」も万引きも、同じ自己コントロールのなかで起こっていると考えたほうがよいのです。

第1章で話しましたが、「摂食障害」の患者さんは、万引きをくり返しているうちに、刑務所に入ることがあります。それまでに重症化していますが、刑務所では十分な治療がなされないことも多いです。出所しても、「前科《ぜんか》持ち」のうえに歯がボロボロになっていては、なかなか働き口が見つかりません。そのようになる前に、どこかでこの負の連鎖《れんさ》を断ち切らないといけませんし、社会の側で偏見をなくすことも必要です。

### 「摂食障害」も万引きも、根は同じ落差にはまる自己コントロール

「摂食障害」では、「ボディイメージの障害」も起こります。患者さんはガリガリに痩せていても、「自分は太ってる」と思うんです。面白いのは、鏡《かがみ》で見るときには、自分のことを「太ってる」と言うんですが、街を歩いていてショーウィンドーに映る自分の姿を偶然見たときのように、予期していないときに見た自分の姿については「ガイコツみたいで気持ち悪い」と思うことがあるようです。

鏡に映すなど、能動的に自分の姿を見るときには、おそらく一部のポイントだけを集中的に見ていたり、「キメ顔」のような独特の映し方をしているのかもしれません。実際、「摂食障害」の患者さんの多くが、「頬のこういうところが太ってる」というふうに、非常に細かい具体的なことを言います。嘔吐を繰《く》り返していると唾液腺《だえきせん》が発達して顔が腫《は》れるので、それを「太っている」と言う人もいます。

治療には、いろいろな方法があります。「摂食障害」に対する認知行動療法は、患者さんのやっている自己コントロールに対して、より強力なコントロールをできるようにすることによって治療するものだと言ってよいでしょう。反対に、精神分析の影響を受けた治療では、患者さんが自己コントロールによって覆《おお》い隠している不安などの問題を取り扱っていきます。

注意しなければならないのは、「強迫症」の患者さんに対して、治療者の側に「逆転移」が生じるのとよく似た現象が「摂食障害」の場合でも起こることがあることです。「摂食障害」の患者さんがカロリーや体重といった「数字」をひどく気にして、世界が「数字」だらけになってしまうのと同じように、治療者の側も「数字」にしか注意が向かなくなってしまうことがあるのです。

たとえば、患者さんが「何キログラム以上ある体はイヤだ」とか「1日に絶対何キロカロリー以上はとらない」と主張するのに対して、治療者の側が「健康を維持するためには絶対に何キログラム以上必要です」とか「1日にかならず何キロカロリー以上とってください」といったことばかり指示するようになってしまうんですね。

「摂食障害」は、その病が維持されるメカニズムに関しては自己コントロールの病だと言えますが、病がはじまるしくみにかんしては、他者との関係が非常に重要な心の病気でした。ということは、他者との関係を無視して「数字」だけに注目するということは、病のはじまりについてフタをしてしまうことにほかなりません。

「摂食障害」の患者さんは、病気になると、だんだん他の人と一緒に食事をしなくなります。病気になる前は、友達とランチに行ったりしていたのが、ぜんぜんしなくなるんです。完全に1人で食べるようになって、食事がもつ文化的な側面や、他者との関係をつくるという側面が消えてしまうんです。

**――なるほど、「数字」の話だけしてたらダメなんだね。**

もちろん、最低限の「数字」の話はどうしてもしなければいけないときがあります。「摂食障害」は死に至ることもありますし、月経《げっけい》も止まってしまうこともあります。（本人が子どもを産みたいかどうかは別として）子どもが産める年齢を無月経のまま終えてしまうことは、本人の人生に大きな影響をおよぼします。ですから、医学的な管理が必要となることが多いのです。入院しなければいけないときも少なくありません。

命の危険があるときなどは、鼻から管をとおして強制的に栄養を入れないといけないこともあります。自分で食べられるようになっても、食事を隠したり、食べたことにしてトイレに流したりするので、最低限の体重になかなか到達しないこともあって、重症のケースでは治療は難しくなりがちです。

医師は、1日に必要な最低限度のカロリーなどのことを考えなければいけませんから、どうしても数字の話になることがあります。必要最小限のカロリー、というのも数字ですね。しかし、もし面接の時間の半分以上が「数字」の話に費やされてしまったら、それは患者さんがやろうとしている自己コントロールに対して、医療の側のコントロールを重ねることになってしまいます。

これを解決するためには、複数の治療者でグループをつくる、という方法があります。ひとりの医師は管理者となり、「数字」にもとづいた身体面での管理をする。そして、もうひとりは精神療法だけを行うのです。

「数字」ではない側面、たとえば「これまでどんな食事の場面が記憶に残っているか」とか、そういう話を聞いていくと、「食事のとき、父親にすごく怒られたことがあって、その場面がすごく頭に残っている」などといった、食事と罪悪感や不安がどのように関係しているのかが明らかになってくることがあります。

そういった話ができるようになると、ようやく患者さんの心を扱うことができるようになっていきます。そのなかで、長い時間をかけて、「拒食」や「過食」というやり方を使わなくても生きていける状態を模索《もさく》する。これが摂食障害の回復において必要なことです。

## 5

# 他人が怖い——社交不安障害

# 心に関係した学校での困りごと——不登校・いじめ

ここでは「社交不安障害《しゃこうふあんしょうがい》」と「不登校」「いじめ」について話します。「不登校」と「いじめ」は、それ自体が心の病気であるわけではないですが、心の病気とも関係するので、ここでとりあげます。

「社交不安障害（社交不安症）」は、かつて「対人恐怖」と呼ばれていた病気に非常に近いものです。「対人恐怖」ですから、ほかの人に会ったり、話をしたりすることが怖いということですね。大勢の人たちと同席したり会食したりすることや、人前で話をしないといけないことをひどく恐れるのです。この状態になると、学校や職場に行けなかったり、行けたとしても活動がすごく制限されたりします。

「社交不安障害」には、いろいろなものがあります。

日本では、昔から「赤面恐怖《せきめん》」のように、自分の身体的特徴にかんする対人恐怖をもつ人が一定数いました。「人前で顔が赤くなってしまうんじゃないか」という不安が強く、そのせいで人前に出られなくなってしまう病気です。

ほかにも、「自分の匂《にお》いが人に臭《くさ》いと思われるんじゃないか」と心配する「体臭恐怖」というものもあります。自分の匂いは自分ではよくわからないのですが、まわりの人の反応をみて、どうも自分が臭いらしいと思ってしまう。それで人前に出られなくなるのですね。「自己視線恐怖」というのもあります。これは、人から見られることが怖いのではなくて、「自分が相手を睨《にら》んだと相手に思われる」のが怖いということです。「醜形《しゅうけい》恐怖」は、自分の顔や姿かたちがとてもヘンだと思い、人に自分を見られるのがイヤだと思う病気です。そのほかにも、居眠《いねむ》りをしているときに寝言を言ってしまうんじゃないかという「寝言恐怖」、独り言を言ってしまうんじゃないかという「独語《どくご》恐怖」、どもる（言葉がつっかえる）のが怖いと思う「吃音《きつおん》恐怖」というものもあります。

「社交不安障害」の患者さんたちは、どんなふうに「社交」（人とかかわること）を怖いと思っているのでしょうか。その点では、患者さんたちはみなよく似た体験をしています。たとえば、体臭は、自分から「匂い」が出て、相手に伝わるという構造をもっています。ほかにも、赤面だったら「赤くなった顔」、独語なら自分の「独り言」といったものが自分から出ていって、知らないうちに相手に伝わってしまうんだけど、その自分から出ていったものは自分にははっきりと見えない。「社交不安障害」、とくに自分の身体にかかわる「対人恐怖」ではこういう構造が共通しています。

自分の顔が真っ赤になっているというのは、なんとなく感覚ではわかるけど、その瞬間に自分の顔を鏡《かがみ》で見ているわけではないので、どれくらい赤いのかは自分ではわかりません。寝言も、どんな寝言を言っているのかは自分ではわかりません。しかし、自分にはわからないにもかかわらず、他者には確実にそれが受け取られてしまう。

赤面や寝言や体臭などは、自分からもれ出てしまったら、もう取り返しがつきません。赤くなっているのが1度相手に伝わったら、自分を見ている他人にとっては、その赤くなっている自分が「真の自分」であって、もうそれを取り消すことができなくなる。吃音恐怖でも同じです。1度どもって（言葉につまって）しまったら、その言葉は取り消すことができず、その言葉が、他人にとっては「真の自分」を示すものになってしまう。

自分のことをなるべく良いふうに思ってもらいたい、というのが人情ですよね。しかし、それができなくなるのです。自分ではコントロールできない「何か」が、自分の意志とは関係なく勝手にもれ出てしまって、それが人に否応《いやおう》なしに伝わってしまう、さらには、それが相手から見た「真の自分」になってしまうという恐怖です。

まわりの人は「顔が赤くなるのなんか、別に気にしなくてもいいよ」と言うかもしれませんが、本人にとっては悪夢に近い感じでしょう。自分がまわりからどう見られるのかが、自分ではまったくコントロールできないということですからね。

でも、よくよく考えてみると、他人が自分のことをどう思うかは、自分ではコントロールできないのが当たり前ですね。むしろ、「自分とは何か」は、他人から教えられて初めてわかることだと言うこともできます。

## ――ん？　どういうこと？

じつは、「他者を介して自分のことを知る」というのは、人間が自分のことを知るための基本的な構造なんです。たとえば、子どもが初めて鏡に映った自分の姿を見たとき、最初は何を見ているのかわからないかもしれません。でもそのとき、自分の後ろに見慣れた親がいて、「これがあなただよ」と言ってくれると、「これが自分なのか」と理解できるようになるでしょう。

「他者を介して自分のことを知る」という構造は、鏡を見て自分の姿を知ることと同じことです。

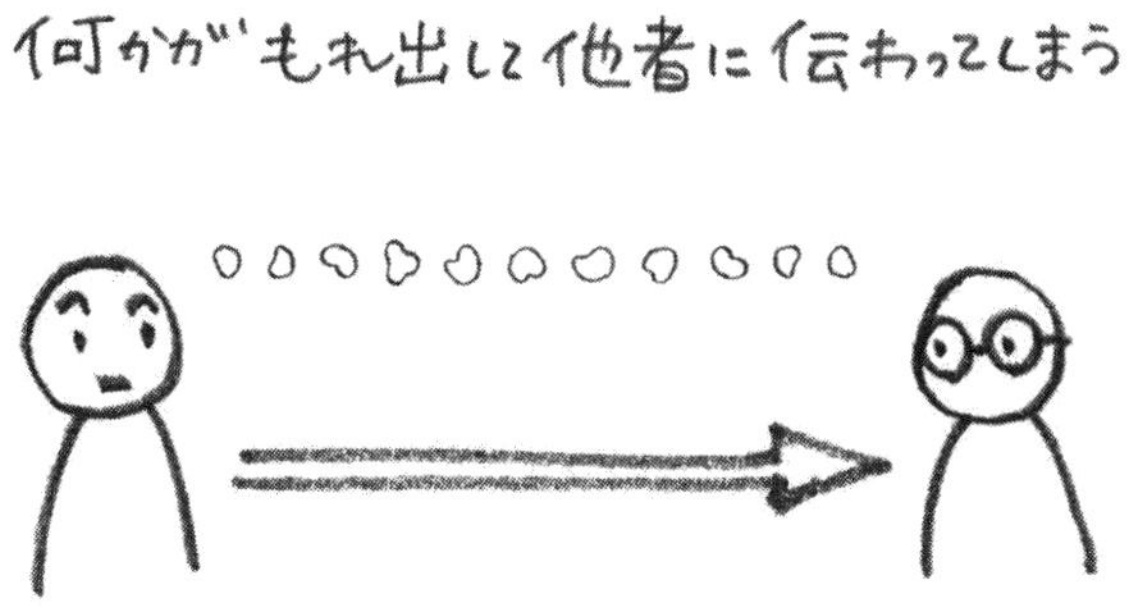


言葉もそうですね。まだ言葉を知らない時期の赤ちゃんは、不快を感じて「オギャー」と泣きます。それがお母さんに伝わって、お母さんは「お腹がすいてるんだな」とか「オムツが気持ち悪いんだな」とか、なんらかの解釈をして、「お腹がすいたから泣いてたんだね」とか「オムツが濡《ぬ》れてたから泣いてたんだね」というふうに言います。

赤ちゃんはとにかくよくわからない「不快」のせいで泣いていたので、泣いている時点ではその「オギャー」の意味ははっきりとしていません。しかし、「オギャー」と泣いたあとに、お母さんが介入してくると、初めてその意味が「お腹がすいていて不快」とか「オムツが濡れていて不快」というふうに決まるのです。赤ちゃんは、お母さんという他者が介入することによって、自分が何を言おうとしていたのかを知るんです。

**――なるほど!**

「他者を介さないと、自分がなんなのかすらわからない」というのは、人間のあらゆるコミュニケーション(発言や行動)の基礎にある構造です。

このような「他者のなかにはじめて自分が現れる」という構造は、ドイツの哲学者ヘーゲル(1770~1831年)が考えた「弁証法《べんしょうほう》」として捉えることもできます。弁証法とは、初めにAがあって、次にそのAにたいする否定的なものであるBが出てきたときに、そのAとBが統合されてBを克服したCが生み出される、という考え方です。

弁証法においてもっとも重要なのは、あるAがあったときに、それに対立する否定的なものとして出てくるBのなかに、A自身の本質があるということです。

これを人間の成長にあてはめてみると、こんな感じになります。

男の子だったら、小学校高学年や中学生くらいの時期に、「自分の着ている服はダサイんじゃないか」ということにはっと気づく瞬間がありますね。それまでは、ただお母さんが買ってきてくれた服を着ていて、何も気にしていなかったのに、あるときふと、「まわ

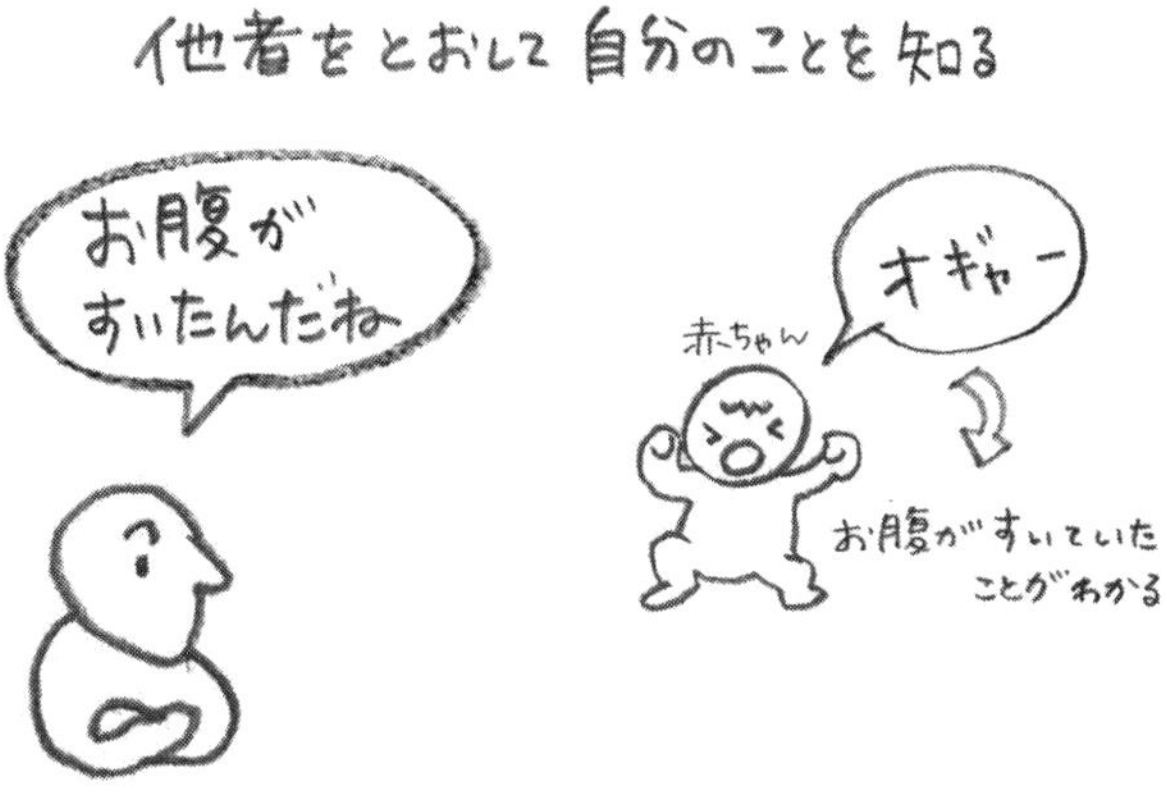
他者をとおして自分のことを知る
お腹がすいたんだね
赤ちゃん
オギャー
お腹がすいていたことがわかる

りの友だちは自分で服を買ってるらしい。お母さんに買ってもらってるのは、自分だけなんじゃないか」「自分はダサイんじゃないか」と思いはじめるのです。

これは、弁証法で言うと、Aである自分にたいして、そのAのあり方を否定するBが出てきたということです。今のあるがままの自分Aがいて、それにたいして「ダサいんじゃないか」と言ってくる他者Bを想定することによってはじめて、勇気を出して服を買いに行くことになります。すると、Aである自分は、その他者Bを介してはじめて「ダサい」自分Aの本質を知り、それを乗りこえることができたということになりますね。

もちろん、そのようにして服を自分で買いにいくようになったあとにも、また新しい他者が出てきて、「自分で選んだ服のほうが逆にダサイんじゃないか」などと思って次の行動をとる……。そういうことの繰り返しで人は成長していくのです。

**――他者と出会うことによって、成長していくってこと？**

「同族嫌悪《どうぞくけんお》」、つまり人は自分とよく似ている人のことを嫌う、という言葉がありますが、自分Aに対する敵Bとして現れてくるもののなかには、自分Aの本質があることが多いのです。

このように、「他者を介して自分のことを知る」というのは、人間の経験の根幹にある、一生つきまとってくる構造なのです。

「社交不安障害」の人たちは、その構造を過剰に意識するようになった人たちだと言えるでしょう。だからある意味では、ふつうに生きている人のほうが、この構造に気づいていないだけであって、「社交不安障害」の人のほうが真理に近いとも言えます。そうは言っても、「社交不安障害」はシンドイのですが。

さて、「社交不安障害」の患者さんたちには大きく分けて2つのパターンがあります。

**「他者を介して自分を知る」という構造は、人間の経験の根幹にある**

1つは、幼少期から対人恐怖的な生活のパターンをもっていて、人から隠れる、目立つところに出ないようにする、ということをつづけてきた引っ込み思案タイプです。人前に出るのをうまく「かわして」きたんだけど、ある時点でどうしても人前に出ることから逃れられないような状況におちいってしまう。たとえば、学校で発表しないといけないとか、会社の会議で話さないといけないとかいったときですね。このパターンの人は、今までの自分なりの「かわす」努力が破綻《はたん》したときに発病する人が多いように思います。

もう1つのパターンは、逆に自分から進んで人前に立つことを無理にやろうとするタイプです。防衛策として先制攻撃的に生徒会長になったりする。それで自分が他者にたいする主導権を握ろうとするんです。この作戦は、ある程度は成功するんですが、どこかでうまくいかなくなって、それで発病するというパターンです。

いずれにしても、それまでずっとがんばってきた努力、対処行動がうまくいかなくなったときに発病することが多いのがこの病気です。

**――ある意味では、自分のことを自分でよくわかってる人たちなんだね。**

そうですね。「社交不安障害」の人は、自分にどういうことが起こっているか、自分がどうして不安になるのかが、ちゃんとわかっている人たちです。

それにたいして、「パニック障害」という心の病気は、不安がどうして起こるのかが自分でよくわからない病気です。この病気では、ある日突然、強い動悸《どうき》がして、息苦しくなってしまう。窒息《ちっそく》しそう、冷や汗が出てくる、胸が苦しい、死んでしまうんじゃないかとさえ思うような発作です。

「パニック障害」の人の多くは、最初の発作が起こる前までに、慢性《まんせい》的なストレスや心理的負担を抱えているのですが、自分自身の心がどういうふうに動いているかを、自分ではあまり意識していないタイプの人が多いように思います。だから、発作が起こってしまうほどになるまで、十分に休もうと思わないんです。そして、最初の発作が起きても、それを自分の心の状態と関係があると思う人はあまりいません。

発作を経験した人の多くは、最初は内科に行きます。もちろん、体の病気ではなくて心の病気なので、内科で心電図《しんでんず》などをとっても異常は見つかりません。それでも納得できずに、もう1ヵ所くらい内科に行く人もいます。そこでもなんでもないと言われると、「たまたまだったのかな」と思って過ごすんですが、すこし日をおいたあとで、もう1度同じような発作が起こるのです。この2回目の発作で、やっぱりどうもおかしい、ということで、精神科や心療内科に行くことを決意する人が多いですね。

## ――原因不明で2回もそんな発作が起こるなんて恐怖！

そうですね。だから、2回目や3回目の発作が起こるころには、「また起きたらどうしよう」という不安が生まれています。車を運転しているときに同じ発作が起きると事故を起こす危険がありますし、電車に乗ってるときに起こったら困りますよね。だから、発作が怖くて車に乗れなくなる人もいますし、電車も発作が起こったらすぐに降りられないと怖いので、各駅停車の電車にしか乗れない人もいます。

乗り物だけではなく、デパートやショッピングモールなどを避ける人もいます。こういう場所は、すぐに外に出られませんし、人がいっぱいいるので発作で苦しんでいる自分を見られるのもイヤですよね。だから、そういうところは怖くて行けなくなる。このような、社会的な活動に制限がかかる状態のことを「広場恐怖症」と言います（「広場」とは、古代ギリシャの公共の場である広場を指す言葉です）。こうして、社会参加がかなり妨害《ぼうがい》されていきます。

もちろん、治療をすればこういった症状はよくなるのですが、中には心の病気だとは思わずに、何年も電車やバスに乗っていないとか、人混みに近づかないとか、いろいろと工夫をして治療を受けずに10年、20年と過ごしている人もたまにいます。

「社交不安障害」や「パニック障害」には、比較的薬がよく効きます。「うつ病」や「強迫症」に投与するのと同じ薬がよくつかわれます。また、やはり「強迫症」と同じように、不安によってできないことを点数づけしてもらって、もっとも不安の度合いが少ないものから克服していくようにすることでかなり改善できます。

次に、「不登校」について話します。「不登校」という言葉には学籍がないことも含まれ、実際に国籍の問題などで学校に行けていない子どもたちもいます。しかしここでは、学籍はあるけれど学校に長期間行っていない/行けていない不登校のことをお話しましょう。

「不登校」の理由についての統計があります。「不登校」の背景には学校環境の問題もありますが、これは学校の先生などまわりの大人が、子どもがどういう理由で不登校になったと考えているのかを調査したものです。子どもの側の視点が反映されていないことにも注意が必要です。この統計では、中学校では、いちばん多いのが「無気力」ですが、ここにはおそらく「うつ病」も含まれているのではないかと思います。

次に多いのは「不安」です。ここにも「うつ病」「強迫症」「社交不安障害」が含まれている可能性があります。次が「友人関係の問題」で、その次が「あそび・非行」です。「あ

## 「あそび・非行」から不登校になった人にはトラウマ的な育ち方をした人が多い

そび・非行」と言うと、自業自得、自己責任だと思われがちですが、このように言われている子どもたちを見ていると、トラウマ的な育ち方をしている人が多いですから、「あそび・非行」だから病気の要素がまったくないかというと、そうではありません。ほかにも、「いじめ」が原因の不登校もあります。

あとは「学業不振」という項目があげられています。この中にも、たんに学力が十分でないとか、勉強についていけないというだけではなくて、次の項で取り上げる「自閉症スペクトラム障害（ASD）」、「注意欠陥多動性障害（ADHD）」、「学習障害（LD）」など「発達障害」の子がいるかもしれません。

**――不登校は、心の病気とも関係しているんだね。**

もちろん、不登校と心の病気はイコールではありません。心の病気とは無関係に登校していない人たちもそれなりにいます。

大事なのは、「不登校だからこの病気に違いない」と言えるような病気は存在しないということです。不登校の人の中には心の病気の人がそれなりにいるだろうけど、「不登校＝特定の病気」という等式がつくれるようなものではないのです。「ひきこもり」も同じで、ひきこもりの人のなかにも心の病気の人はたしかにいますが、そうでない人もいて、背景はじつにさまざまです。

不登校が今のように理解されるようになったのは比較的最近のことで、１９７０年くらいまでは「学校恐怖症」や「登校拒否」という言い方をされていました。これは、不登校を一種の「社交不安障害」のようなものとして、つまり、学校を怖いと思ってしまう病気だと考える見方です。今は、それ以外にもさまざまなケースがあることがわかっているので、総称して「不登校」と呼ぶようになっています。

不登校というのは「登校しない」ということなので、「子ども本人が登校しない」と考えられがちですが、それはとても単純な見方です。子どもが無気力で不登校になっていると思われているケースをみると、家庭内に問題があって、その家族の問題がひとりの子どもに不登校という形であらわれてきているケースもあります。家庭がうまくいってないときに、そのゆがみが、子どもにあらわれることがあるんです。

不登校は、子どもの心の問題と考えられがちですが、子どもの心だけを見ていてはいけないのです。

次に「いじめ」について話します。

「いじめ」の問題が難しいのは、「いじめ」と「からかい」のあいだの線引きが難しいことがある、という点です。実際、「からかい」から「いじめ」が生まれることは多いので、この2つはしばしばグラデーションであると考えられがちです。

**――そこビミョーだよね。**

精神科医の中井久夫さんが『いじめの政治学』という有名な論文で書いていることによれば、「いじめ」かどうかを分けるポイントは、「相互性《そうごせい》があるかどうか」だと言われています。

たとえば、学校帰りに自分のランドセルをほかの子どもに持たせることがありますね。この場合でも、「今日は自分が持ったけど、明日は違う人が持つ」のであれば、相互性がありあます。ところが、いつもいつもある特定の人におしつけられるようになると、それは「いじめ」だということです。

この論文の中で中井さんは、「いじめは3段階で進行する」と言っています。まず1番めに「孤立化」させ、次に「無力化」させ、最後に「透明化」させるという、この3段階で進行するというのです。中井さん自身が、子どものころいじめられた経験があり、自分の観察のなかからこの3段階を導き出したようです。

最初の「孤立化」というのは、「いじめ」のターゲットをつくるということです。加害者（いじめる側）は、そのターゲットのささいな特徴をあげつらいます。人間は「なくて七癖《ななくせ》」と言われますから、特徴的な言葉のつかい方とか動きの癖は誰にでもあります。それを取り上げて、過剰に真似《まね》してみせたりします。そうすることによって、「このターゲットはこういうふうに変わったヤツだぞ」とマークする（印をつける）のです。

その段階では、クラスのまわりの人は、それを特にいじめとは思いません。「たしかにそういう特徴があるよね」というふうに同調することが多い。場合によっては、先生もこの段階では同調することがあります。いじめの「始まり」の時点なので、先生もまったくいじめだとは思っていないからです。

ターゲットをマークして、何か1つの特徴をあげつらうということは、標的《ひょうてき》となった本人に、「自分はこういう特徴があるから、いじめられても仕方ない」と思わせる効果があります。本当は誰にでも癖はあるんだけど、1人だけターゲットにされてしまったという事実によって、いじめの最初の段階で、「仕方ない」と思い込まされてしまうのです。

こうなると、クラスのいたるところから、いつなんどき、その特徴をあげつらわれるかわからなくなります。なので、ターゲットとされた子はいつもピリピリと緊張した状態に置かれるようになります。まわりからいつも自分が見られているということが、過剰に意識されるようになるのです。「社交不安障害」とも少し似ていますね。そういうふうになるのが、孤立化の段階です。

付け足しておくと、いじめは、自然発生的に始まってしまうこともあります。というのは、何か人の特徴を名指すというのは、みんなけっこう好きなことだし、実際にやってみると「楽しい」と思う人が多いからです。少し前に、芸人の有吉弘行さんがテレビタレントなどに「あだ名をつける」芸をやって面白がられていましたが、いじめの最初って、まさにあれなんです。

「あだ名をつける」ということは、その人の特徴を抽出《ちゅうしゅつ》してきて、それを名づけるということです。それは、「みんなうっすら気づいていたけど、はっきりと言葉にすることができていなかったこと」をはっきりと取り出してくるということです。そして、いったんそのような特徴が取り出されると、その特徴ばかりが目立つようになります。

## 「いじめ」はイヤな「あだ名をつける」ことから始まる

**――イヤなあだ名をつけられたら最悪。**

「あだ名」や「名づけ」は、本当にすべてを変えてしまうことがあります。

『ガラスの仮面』という少女マンガがありますね。主人公の北島マヤは、舞台女優の卵ですが、マヤが舞台に立つときに、かならず楽屋に紫のバラを届けてくれる人がいます。しかし、マヤはその人の姿を1度も見たことがありません。マヤが楽屋へ行くと、いつもメッセージとともに紫のバラが置いてあるのですが、その人は決してマヤの前に姿をあらわさないのです。マヤはその人のことを「紫のバラの人」と名づけて、すごくありがたい存在だと思っています。

この「紫のバラの人」という名前は、「姿は見えない王子様」、「憧《あこが》れのあしながおじさん」というイメージを喚起《かんき》しますよね。

しかし、もし現実の世界でそんな人がいて、舞台女優さんの楽屋に毎回こっそりと紫のバラを届けていたとしたら、きっとそんなふうにはならないと思います。たぶん、その人はたとえば「パープル・ローズマン」と名づけられて、楽屋では「またパープル・ローズマンからバラが届いてるよ。気もち悪い」みたいな感じになると思いませんか？

「紫のバラの人」ならロマンチックなイメージですが、「パープル・ローズマン」と名づけた瞬間に、「ヘンなオッサンにストーカーされてる」という意味にもなり得るんです。

――**ぜんぜん違う感じになるね。**

「名づけ」というのは、これまでまったく見えていなかった意味を、一気に浮き上がらせることができます。それは物事に、たんに1つの新しい意味を付けくわえるのではなくて、むしろすべての意味の配置を変えてしまうのです。「謎めいた」「王子様」だった人が、「何を考えているのかわからない」「ストーカー」になるのです。こういうふうにすべての意味をことごとく変えてしまうのが、「名づけ」の機能です。

人にあだ名をつけることだけでなく、ペットに名前をつけることも、こういう機能をもっています。そして、人間の世界は、じつはこういう名づけがないと豊かなものにならないのです。ペットに名前をつけないままで、愛情をもって接することは難しいでしょう。だけど、「名づけ」はその使い方ひとつで、いじめを引き起こす最初の一手になるんです。

「いじめ」の次の段階は「無力化」です。「孤立化」させられただけだったら、ターゲットにされた子は、まだときどき反抗しようとします。殴《なぐ》られそうになったときに反抗するとか、先生に言いつけるとか、親に言うとかですね。

「無力化」は、反抗は一切無効であり、反抗しても無駄であるということを徹底的に教え込むという段階です。

加害者たちはいじめのターゲットに、「チクリは格好悪い」などと言って、「これは子どもどうし、オレたちの問題なんだから、大人を出してくるのは卑怯《ひきょう》だ」ということを伝えます。「これを解決するなら、自分自身で解決しないといけない」と思わせる。そういう道徳（人として守るべきルール）を植えつける。

そのうえで、加害者は、くり返し暴力をふるうなどしてターゲットを攻撃し、ターゲットを反抗しようとしてもできない状態にします。心理学の用語で「学習性無力」という言葉がありますが、何度努力しても無駄だったという経験がつづくと、人は自分を無力だと思い、抵抗しようとしなくなるのです。

無力化の段階には、いじめてくる加害者のほうは、自分（ターゲット）のことをすべてお見通しなのに、自分は加害者たちのことをよくわからない、というような劣等感《れっとうかん》をもつようになり、ターゲットにされた子は、ますます自分自身の価値が低いのだという思いが強くなってきます。その結果、いっそう「いじめられてもしょうがない」という気持ちになっていきます。

最後の「透明化」では、いじめは行われているんだけど、透明で見えないものにされます。たとえば、加害者たちはいじめのターゲットと「仲よし」を装《よそお》います。同じグループで「遊んでいる」ように見せる。先生が見ていないところでは、壮絶《そうぜつ》ないじめをしているんだけど、見えているところでは「仲よし」を装うのです。

## 異常な対人関係しかないと自分のことを「被害者」だと思えなくなる

このころになると、ターゲットにされた子は、学校における人間関係のすべてが、自分をいじめてくる加害者との関係になっています。子どもは、学校での人間関係がほぼすべてですよね。ですから、これはとてもつらい状態です。家に帰っても、絶えずいじめのことが意識されるし、旅行に行っても、絶えず加害者に見られているような感じになってしまうことさえあります。

そして、たまにいじめがない日があったり、あまりいじめられない日があると、それが「施《ほどこ》し」のように思えてきます。「今日はあいつはやさしかった」というふうに思ってしまう。こうなると、自分がいじめの被害者であること自体がよくわからなくなってしまいます。

### ――どうして、そんなふうになってしまうの？

「被害者」というのは、正常な対人関係があって、何か被害を受けるから「自分が被害者である」とわかるのであって、異常な対人関係しかないときには、自分のことを「被害者」だと思えなくなるのです。虐待でも同じことが言えて、「自分が虐待されている」と思えないような状態にされている子どももいます。

このころになると、ケガが見つかるとか、親の財布《さいふ》からお金を盗《と》っているのを発見されるということがあって、ようやくまわりの大人がいじめに気づきはじめます。それで、本人に「いじめられてるの?」と聞くんだけれども、このときは本人は自分のことを被害者だと思えなくなっているので、「いじめられてない」と答えることも多く、また、「自分のことは自分で始末をつける」という考えを植えつけられているので、親や先生に言うこともできなくなっています。

親の財布からお金を盗るのは、もちろん、いじめの加害者からお金を要求されるからです。最初は自分のお年玉やおこづかいから出すなどしているのですが、それでも足りなくなったら親のお金を盗ったり、万引きをしたり、いろんなことをしてすごく苦労してお金を集めるんです。でも、それを加害者に渡すと、加害者はそれをあっという間につかってしまう。持ってきたお金を燃やしたりする場合もあります。

自分がとても苦労して集めたお金を一瞬で消費されたり、捨ててしまわれることによって、被害者は加害者との圧倒的な力の差を見せつけられます。そうなると、自分がやってることが何なのかもわからなくなってしまいます。

まわりの大人は、「そんなの卒業するまでのことだよ」などと言うことがあります。しかし、子どものころの1年や2年は、永遠に等しいほどの長さの時間です。だから、被害者の子は「もう絶望的な人生しか残っていない」「死にたい」などと思ってしまう。いじめの加害者との関係しかなくなっていますから、人間関係それ自体から脱出しないといけなくなる。だから今の状況から抜け出すための方法は、「自殺しかない」と考えるようになってしまうのです。

残念なことに、実際に自殺してしまう場合もありますが、多くの子どもたちは「自殺を空想する」ことによってなんとかいじめを耐え忍んでいるようです。「絶望しかない世界だけど、自殺をすればこの世界の外に出られる」、「出口がないように見えてるけど、ちゃんと出口がある」ということが、本人にとっての最後の救いになっているのです。

## ――最悪な状況だけど、なんとなくその気持ちはわかる。

遺書《いしょ》の内容をどんな文面にするかを考える子どもも、けっこういます。「遺書にあいつらの名前とやったことを全部書けば、あいつらを傷つけることができる」という空想です。それは、自分も加害者に対してちゃんと反抗できるのだ、という最後の心の余裕にもなります。「死ぬことによって反抗することができる」という可能性をもっておくことによって、なんとか生き延びることができるのです。

この「いじめの3段階」は、心の病気の人たちがまわりから受ける差別とも、ちょっと似たところがあります。

心の病気があると、ほかの人と少し違うということを指摘されることがあります。すると、「だから自分はまわりの人と違う扱いを受けても仕方がないんだ」と自分で思うようになります。これは「孤立化」ですね。次に、努力をしても、孤立させられているせいでぜんぜんまわりから認められず、「無力化」される一方で、「自分たちは仲間だ」みたいに「仲よし」を装われます。「透明化」の段階では、「ほかの人たちだってそれぞれ苦しいんだ。苦しいのはみんな一緒なんだ」と言われて、心の病気をもつ人としてのアイデンティティすら奪われてしまうのです。

たとえば、「うつ病」の人が、会社で「病人扱い」されて、まわりからからかわれるとしましょう。すると、その人は「自分が病気だから、まわりから冷たい扱いを受けてもしょうがない」と思わせられてしまう。次に「あの人、ちょっと病気みたいで、仕事できないから回さないようにしよう」とまわりで言われたり、「できなくてもしょうがないね」と言われて「無力化」させられる。最後は、「つらいのはみんな一緒なんだ」と言われてしまう。こうなると、職場でがんばろうにもがんばれません。

最初は心の病気というアイデンティティをつかって「孤立化」させられるんだけど、最終的には、本人にとってよりどころとなるそのアイデンティティを奪われて「透明化」させられてしまうのです。

**――どうやったらいじめから抜け出せるんだろう？**

「こうすれば絶対にいじめが止まる」という方法は残念ながらありません。しかし、はっきりさせておかなければならないのは、いじめの行為には、14歳を超えていれば、刑法で裁かれる可能性のある行為も少なくないということです。「法律違反」や「犯罪」であれば、いじめられている人が悪いわけではなくて、いじめている加害者が悪いはずです。犯罪行為でない場合でも、学校には「管理責任」と言って、生徒が安心して学校で生活できる環境を整える責任がありますから、いじめられている人はまったく悪くないのです。法律違反や犯罪や学校の管理責任の問題を「いじめ」と名指してしまうのは、一種の「すりかえ」です。というのも、「いじめ」と名指されてしまうと、そこには「いじめられる側にも原因があるかもしれない」というありがちな話がすぐに入り込んできてしまいますから。「校内の傷害《しょうがい》事件」や「学校の管理責任の放棄《ほうき》」と名指せば、そんなひどい言われ

## 「いじめ」ではなく「校内の傷害事件」「学校の管理責任放棄」と名指すべき

方をされることはありません。

**——そしたら、いじめられている人は被害者だもんね。**

そうです。「自分は被害者である」という名づけができることが大事です。いじめの多くは「名づけ」という言葉の暴力で始まりますが、反対に、言葉によって克服することもできるのです。どんなに「もう死ぬしかない」と思っていても、言葉の力を使うことによって、そこから抜け出す可能性が生まれるんです。

いじめられている本人にできることは、まずは「自分が悪いんじゃない」ことをはっきりと意識することです。そして、加害者がやっていることの証拠をちゃんととることです。ボイスレコーダーでも録画でもいいし、ノートに日付入りで記録をとるだけでもかまいません。そうすれば客観的な証拠になります。

注意しなければならないのは、学校や教育委員会は、「いじめがある」と認めることに消極的な傾向があるということです。「いじめ」があれば、加害者を出席停止にすればすみそうですが、実際にはそうなりません。それは、学校はいじめられている生徒の権利を守らないといけないのは当然ですが、いじめている加害者がもつ「教育を受ける権利」も守らないといけないからです。自分の学校で問題が起きてほしくないという「事なかれ主義」だけの問題ではないんです。

学校の先生は、そのような制約のなかで働いていますから、いじめについてあまり熱心に対応してくれない場合があります。だから、もし先生に相談する場合は、複数の先生に相談したほうがいいでしょう。そして、証拠をとっていれば、学校や教育委員会が動かなくても、警察に被害届《とどけ》を出したり、民事裁判を起こしたりすることができます。

「自分にはちゃんと加害者に反撃する手段がある」状態にすること。これは、いじめの被害者が自分の自尊心《じそんしん》を失わないために、とても重要なことです。実際に反撃するかしないかは別として、「反撃する手段をもっている」と思えるだけでもかまいません。「自殺の空想があるからいじめを生き延びられる」のと同じで、「自分にはいじめの状況から抜け出す力がある」と思えること自体にも効果があるのです。

また、「チャイルドライン」や「子どもの人権110番」、「いじめ相談ホットライン」といったところに電話やメールで相談することもできますから、覚えておいてほしいですね。

**――それにしても、なんでいじめをするんだろう?**

子ども時代には、仲間をつくるとか、徒党《ととう》を組むとか、そういうことができるようになる時期があります。学校の先生の言うことを聞いているだけの状態から抜け出して、自分たちの主体性をつくっていく時期ですが、そういうときに「自分たちが一緒に悪いことをしている」ということを仲間うちで相互確認し合うことが起こりがちです。

また、仲間をつくるということは、「自分とよく似た人たちどうしでまとまる」ということですから、「自分たちとはちょっと違う人」を見つけることに非常に熱心になることがあるのです。

また、いじめは、クラス内でいわゆる「傍観者《ぼうかんしゃ》」が多いことによって悪化します。いじめを告発すると、今度は自分がターゲットになってしまう、という恐れもあるでしょう。その意味では、いじめの責任はクラス全員にあると言えます。

**――いじめられた子は死ぬほど苦しいのに、いじめる子たちはどうしてそんなひどいことができるのかな。**

「名づけ」には、そういうことを可能にする働きがあるのです。たとえば、キリスト教の聖餐《せいさん》では、パンとワインが「キリストの肉と血」と呼ばれ、「これはたしかにパンだしワインなんだけれども、同時にこれはキリストの肉体であり血である」という、二重の認識が可能になっています。

だから、ある人を「人間ではないもの」だと名指す、たとえば「ウジ虫」だと名指すと、その人がたしかに人間であるということはわかっているけど、「ウジ虫」でもあるということになってしまうんです。そうなると、ふつう人間に対してはできないようなことができるようになってしまう。

ナチス・ドイツ時代のホロコーストのときもそうでした。ユダヤ人を「自分たちとは同じ人間ではない」と名指したからこそ、あんなむごい虐殺《ぎゃくさつ》が可能だったのです。

人間にとって言葉や「名指し」が非常に強い力をもつ、ということをよく知っておいてください。言葉の力は、ものの性質を大きく変えてしまうのです。

## 「ウジ虫」などと名指した相手には、人間に対してはできないようなことができる

# 6 変わった子どもと言われて――発達障害

日本でよく使われている「発達障害」という言葉は、ひとつの病気を指す名前ではありません。これは、２００５年に施行《しこう》された「発達障害者支援法」という法律で定められている言葉（行政用語）で、「自閉症《じへいしょう》スペクトラム障害（ＡＳＤ）」「注意欠陥多動性障害（ＡＤＨＤ）」「学習障害（ＬＤ）」など、学校現場で問題となり得るようなさまざまな障害をひとまとめにした総称です。

「発達障害者支援法」は、学校現場でちょっと気になる子どもや変わった子どもを早めに発見して、適切な支援や教育を行うためにつくられた法律です。授業になじめなかった子どもが、教える側がちょっと工夫をするだけで、うまくいくようになることがあります。そのような工夫を行う教育を「特別支援教育」と言います。特に、「特別支援学級」や「特別支援学校」といった、障害のある子どもに特化したクラスや学校に行くことによって、うまく学習できるようになる生徒もいます。

まず、発達障害と言われている心の病気について簡単に説明しましょう。

「自閉症スペクトラム障害」は、「自閉スペクトラム症」や、たんに「自閉症スペクトラム」と呼ばれることもあります。この呼び名を使うのは、かつては分けて考えられていた「自閉症」と「アスペルガー症候群」の2つを同じ病気だと考える、現在主流の考え方です。この考え方では、「自閉症スペクトラム」には「自閉症」寄りの人と「アスペルガー症候群」寄りの人がいて、その両極のあいだは虹のような連続体になっていると考えられています。

## ——病気に対する捉え方が変わってきたの？

そうです。今でも「自閉症」や「アスペルガー症候群」という言葉はときどきつかわれますが、特に前者は言葉の遅れが目立つ古典的な「自閉症」に近い場合につかわれ、後者は言葉をはじめとする発達の遅れはあまり目立たず、むしろ学校に行くようになってから、あるいは大人になってから障害があることが気づかれるような場合につかわれます。

「注意欠陥多動性障害（ADHD＝Attention Deficit Hyperactivity Disorder）」は、その名前

のとおり、注意が散漫《さんまん》になりがちであったり、不適切なときに動き回ってしまったりする発達障害のことです。

「学習障害（ＬＤ＝Learning Disability）」は、知的な発達に全般的な遅れがないにもかかわらず、読み書きや、人の話を聞いたり、人に話したり、計算したりすることがとても苦手な発達障害のことです。

その他、「発達障害者支援法」で定義されている発達障害には入ってはいませんが、「知的障害」についても一緒に話しておいたほうがいいと思います。

「知的障害」から説明していきます。

「知的障害」という言葉も、「発達障害」と同じで、法律で定められた行政用語です。医学用語では「精神遅滞（Mental Retardation）」と言いますが、ここでは「知的障害」で統一しておきます。

「知的障害」は、読んで字のごとく、知的な能力に障害がある（精神的な発達に遅れがある）ということです。知的な能力以外にも、コミュニケーションとか仕事とか、学業とか生活面などにおいて、うまく社会になじめないことが出てくる人もいます。「知的障害」に加えて、「自閉症スペクトラム障害」「ＡＤＨＤ」「ＬＤ」もある、という人もいます。

原因はいろいろで、いちばん多いのは「原因不明」であると言われています。そのほかには、「ダウン症」などの染色体《せんしょくたい》異常や、生まれてくる直前や直後に一時的に脳が低酸素状態になった場合や、脳性麻痺《のうせいまひ》などが原因となることも知られています。もっとも、こういった原因があったからといって必ず「知的障害」になるというわけではありません。たとえば脳性麻痺には、知的障害をともなわないものもあります。

知的な能力は、ＩＱ（Intelligence Quotient：知能指数）で測ります。ＩＱは精神年齢を実年齢で割ったもので、１００が平均値になるように調整されています。つまり、ＩＱが１００というのは、実年齢と知的な能力の年齢が同じくらいだということです。

「知的障害」とは、ＩＱ70未満のことを指しています。50〜69を「軽度の知的障害」、35〜49を「中度の知的障害」、20〜34が「重度の知的障害」、19以下を「最重度の知的障害」と言います。

すると、「知的障害」ほどではないけれど、平均よりはＩＱが低い、という人たちもいることになりますね。そういう人たちのなかで、ＩＱ70〜85の人たちは「境界知能」と呼ばれます。人口の14％くらいいると言われています。30人クラスだと4人はいる計算です。ほとんどの人は高校や大学にも進学しようと思えばできますので、本人もまわりも気づいてないことが多いですが、やはり、そのことでさまざまな不利益を被《こうむ》ることがあります。

いじめの標的になったり、人に騙《だま》されたりもしやすい可能性があります。

**――目立たないぶん、かわいそうかも。**

はい。「境界知能」の人たちは普通学級に行くことが多いですが、低学年のうちは大丈夫だけど、高学年や中学・高校の授業になると、ちょっとずつついていけなくなる人たちもいます。就職したあとも、ちょっと働きづらかったりします。ですが、ふつうのコミュニケーションではまわりからは「境界知能」であることに気づかれません。目立たない分、苦労が多いでしょうね。

「軽度の知的障害」の人は、特別支援学級に行く場合と、普通学級に行く場合の両方があります。しかし、「軽度」以上の知的障害の場合、普通学級では少々「無理をする」ことになり、だんだんついていけなくなり、それが「からかい」や「いじめ」の原因になることもあります。

いじめは本人に取り返しのつかないトラウマを残しますし、あるいは学校などでの不快な体験から二次的な障害（妄想《もうそう》や行動の異常など）が出てきやすくもなります。ですから、特別支援教育をどのように利用するのかという判断が、非常に重要になります。

知的障害の人は、入所施設やグループホーム等で過ごしたほうがいい、とまわりから言われがちです。無理をして社会に出ていくのは危険なことだし、本人もまわりの人も困ることがある。だから、無理をせず入所施設などで一生を終えるのが、本人にとってもいいんだ、と考えることがいまだにあるからです。

１９７０年代にアメリカで「自立生活運動」が始まり、第1章の3でも触れましたが、重度の障害を持つ人たちが施設を出て、独りぐらしをするようになりました。ほかの人から「あなたは施設にいたほうがいい」と決められるのではなくて、自分が何をしたいのかを自分で決めることができるようになったのです。

今では、日本でもじょじょに重度の知的障害でも自立生活をしている人が増えていると思います。それを可能にする「支援費制度」が２００３年から始まったことも大きいと思います。

**――だいぶ進歩したんだね。**

そうですね。次に「自閉症スペクトラム障害」について話します。以下、とくに区別が必要な場合をのぞいて「自閉症」と表記します。

「自閉症」は、もともとは「子どもの統合失調症《とうごうしっちょうしょう》」だと考えられていました。「統合失調症」の人は、世界から退却して自分の殻《から》に閉じこもって、内面だけで物事を考えることがありますが、そういうあり方が「自閉」と呼ばれていました。１９４３年に児童精神科医のレオ・カナー（１８９４〜１９８１年）が、そういう「自閉」の状態が目立つ子どもたちを発見して、その子どもたちを「幼児自閉症」と名づけたのです。

もちろん、「自閉症」の子どもはおそらくはもっとずっと前からいたはずですが、「知的障害」のなかに埋もれていたのだと考えられます。

実際、中度や重度の知的障害の場合は「自閉症」の症状がみられることも多く、この２つは重なっているところもあるのです。しかし、知的障害がほとんどない「自閉症」の人も多くいます。

「自閉症」はその後、「親の育て方に原因がある」と言われたこともありました。「母親が愛情をもって子育てをしなかったから、子どもの心が閉ざされてしまった」という見方です。「自閉症」を発見したレオ・カナーも「母親が、情愛的な子育てができていない」と指摘していたことがあります。そういう考えのことを、「冷蔵庫マザー学説」とも呼びます。特に、ブルーノ・ベッテルハイム（１９０３〜90年）という心理学者が主張したとされます。

これは「自閉症」の家族をとても苦しめる言葉でしたから、当然ながら、「そんなことはない！」と、患者や保護者の団体から異議申し立てが起こります。そうして、だんだん「自閉症」にかんする理論が刷新《さっしん》されていきます。１９７０年代には、「子育て」の問題ではなく、言語の障害だと考えられるようになりました。

「自閉症」の子どもは、同じ言葉をずっと繰り返したり、「飴《あめ》がほしいの？」と言われたら、「飴がほしいの？」と質問を反復して答えるような言葉のつかい方がみられたり、「私」とか「あなた」といった人称代名詞《にんしょうだいめいし》（話の文脈のなかで誰のことかが決まる言葉）がうまくつかえないということがあるからです。

たとえば、子どもが親から「あなたジュース飲む？」と聞かれて、ジュースを渡される。ジュースを飲んだら、おいしいと思いますね。別の機会に、ジュースを飲みたいなとおもったときに、ふつう子どもは「僕にジュースをちょうだい」と言います。しかし、「自閉症」の子どもは、「あなたジュース飲む？」と言うんです。

これは、最初に親が言った「あなたジュース飲む？」という言葉を、「開けゴマ！」のようなひとつの呪文《じゅもん》のように捉えていて、「あなたジュース飲む？」という言葉と「ジュースを渡してもらうこと」とが、１対１で対応しているからです。そういうふうに言葉を覚えるから、自分がジュースをほしいときも、「あなたジュース飲む？」と言ってしまう。

——なるほど。ヘンだけど、そう言う理由はわかった。

「自閉症」の子どもは、こういう独特な言葉のつかい方をします。「あなたジュース飲む？」を「僕ジュース飲む」に替えてつかうためには、「あなた」と「私（僕）」という人称代名詞が指しているものは状況に応じて違う、ということを理解していなければなりませんが、「自閉症」の子どもはこの人称代名詞の逆転ができないことがあるのです。

それとほぼ同じことですが、「自閉症」の子どもは「バイバイ」（さよならの挨拶）をするとき、いわゆる「逆さバイバイ」になることがあります。ほか人が「バイバイ」してくれるときは、手のひらを自分に向けて手を振っているので、自分が「バイバイ」するときも自分に手のひらを向けて「バイバイ」するんです。自分に見えているようにやると、それが正しいと思うのも、無理はないですよね。

ちょっと似ているもので、「クレーン現象」と呼ばれる行動もあります。親がジュースを自分にとってくれて、「はい、お飲み」とやってくれたとします。すると、今度は目の前にあるジュースを飲みたいときに、お母さんの手をとって、まるでクレーンのように動かして自分のところにジュースを持ってこようとするんです。これは「自閉症」の子ども

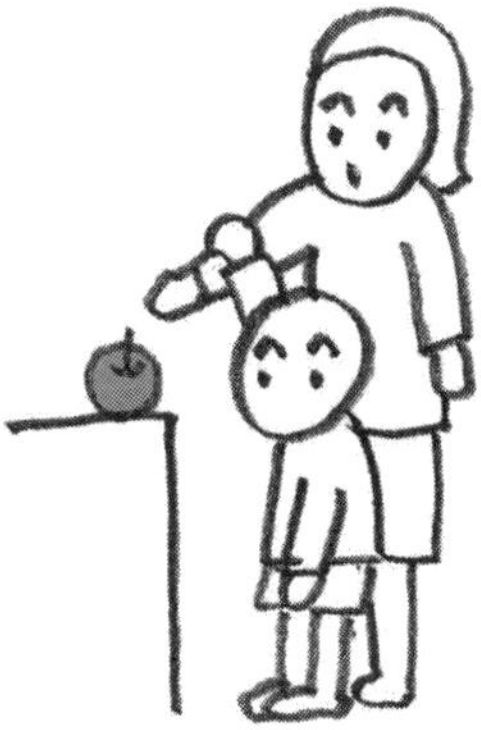

クレーン現象

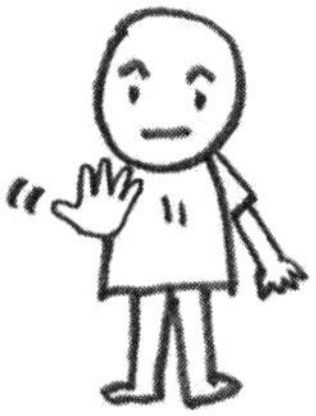

逆さバイバイ

だけでなく、小さい子どもでもみられることがありますね。これも、まだ人称代名詞を「あなた」から「僕」へと替えることができていないことと似ています。

「自閉症」を言語や認知の障害として考えるようになったのは1970年代ですが、80年代以降になると、コミュニケーションがうまくいかない障害なんだと考えるようになりました。

**——だんだんと捉え方が変わっていくんだね。**

はい、でも、こういう「言語」や「コミュニケーション」というのは、ぜんぶ外から見た障害ですね。つまり、「自閉症」の人たち本人ではなく、「自閉症」の人たちを観察している側から見える障害です。

１９８０年代になると、「自閉症」のなかでも表現力の高い人たちが、自分で本を書くようになります。自分がどういうふうに世界を体験して、どんなことで苦労して、どんなふうに困難を乗り越えて今があるか、ということを自分自身で綴《つづ》るようになったのです。

その始まりとなったのが、１９８６年にテンプル・グランディン（１９４７年〜）という女性が出した本『我、自閉症に生まれて』です。この人は、動物行動学による家畜《かちく》の管理の研究で博士号をとり、その業績が認められて大学教授にまでなった有名な人です。グランディンさんの自伝はアメリカのテレビ放送局であるＨＢＯの製作でドラマにもなっています（「自閉症」の特徴をよく捉えたドラマですが、残念ながら日本語の字幕・吹き替え版は出ていないようです）。１９９２年にはドナ・ウィリアムズ（１９６３〜２０１７年）という人が自伝を出し、これも非常に大きなインパクトを与えました。この２人の本は、日本でも翻訳が何冊も出版されています。

## ――日本で書いている人はいないの？

東田直樹さんの『自閉症の僕が跳びはねる理由』などがあります。綾屋紗月さんたちの『発達障害当事者研究――ゆっくりていねいにつながりたい』という本も、当事者が自分で自分のことを研究する面白い本です。

こういう人たちが自分の経験をかなりわかりやすい言葉で書いてくれるようになって、外から見た「自閉症」ではなく、中から見た「自閉症」が、つまり「自閉症」の人たちの体験がわかるようになったのです。

さて、「自閉症」には、「3つ組の障害」があると言われています。1つめは「社会性の障害」、2つめは「コミュニケーションの障害」、3つめは「想像力の障害」です。

1つめの「社会性の障害」は、他者と視線を合わせたり、他者と共感したりすることができないことです。「自閉症」じゃない人たちは、相手と目がパッと合いますよね。ロボットで目を合わせようとすると、たぶん少しずつ調整しないと合わせられないでしょう。

**――たしかに。目を合わそうと思っていなくても、歩いていてすれ違うときとかに、知らない人と目が合うこともあるよ。**

どうやってパッと合わせられるのか、考えてみれば不思議ですが、自閉症の人はそれがなかなかできません。また、共感は多くの人が基本的にもっている能力ですが、「自閉症」ではそれがうまく働かないことがあるのです。

2つめの「コミュニケーションの障害」は、そのほとんどが言語の障害です。言語以外のしぐさや表情などによる非言語的コミュニケーションの難しさも、ここに含まれます。

ふつうは1歳ごろには「ママ」とか「パパ」などの「1語文」を話すようになります。2歳になるころには「ボク、ごはん」のように言葉をつなげてつかう「2語文」が話せるようなります。3歳くらいになると言葉をたくさん覚えてつかえるようになります。

「自閉症」の子どもは、1歳ではまだ一言もしゃべらないことが多いです。2歳でもまだしゃべらないこともある。ところが、3歳を過ぎると急にとんでもない数の言葉を覚えてつかいだしたり、大人がつかうようなとても難しい言葉をつかうようになったりすることがあります。

しかし、そのつかい方はちょうどカードゲームのカードを出すような感じに近く、つまり「ママ」とか「パパ」と言うような1語文と同じやり方で、「大変申し訳ありませんでした」などと言っているようです。もちろん、「アスペルガー症候群」に近い子どもでは言葉はもっとふつうに話せる場合もありますし、「自閉症」に近い子どもでも、じょじょに2語文、3語文がつかえるようになっていきます。

3つめの「想像力の障害」は、「こだわり」のことだと考えてよいと思います。1つのものにすごく執着《しゅうちゃく》するということです。物がある一定の並びであることにとてもこだわるとか、ある同じ行動をずっと繰り返すとか、他の人から見ると意味がなさそうなのに、ずっとそれにこだわっている。椅子に座ってグルグル回ったり、地面を蹴《け》ってずっとピョンピョン跳ねたりだとか、そういうことも好きですね。そういうものを「想像力の障害」と言っているのです。

最近では、この「3つ組の障害」に加えて、「感覚過敏」を入れて「4つ組」として考えるべきではないかと言われています。感覚過敏とは、洋服の材質が特定のものしか着られないとか、チクチクして着るのをイヤがるとか、タグの感触がすごく気になるとか、特定の音や触った感じが過剰に苦手だったりします。味覚の過敏が原因となる偏食《へんしょく》も多いです。しかも「トマトだけが嫌《きら》い」ではなくて、「これしか食べられない」というような極端な偏食もあります。

## ——3つめのどこが障害なの？ どうして「想像力の障害」と呼ばれるの？

「自閉症」の人は、スケジュールやものごとの順序にもこだわりをもつことが多いです。たとえば、病院の診察では「14時〜14時20分」というふうに予約時間が指定されていることが多いですが、「自閉症」の患者さんは、ちょっとでもその時間に遅れるとパニックになったり、不満を言ってきたりする人がいます。

たしかに、予約時間ははっきりとそう書いてあるのですが、実際にはいろいろな事情で診察が遅くなることがあります。そういうことに対して「想像力」を働かせられず、書かれてあるスケジュールにこだわるので、「想像力の障害」と呼ばれるのでしょう。

「自閉症」の子どもは「ごっこ遊び」ができないことがありますが、これも「想像力の障害」だと考えられています。「ごっこ遊び」は相手といい間《ま》でいられる間主観性がないとできません。一緒に遊んでいる人どうしのあいだで、目の前に見えているものとは違う世界を共有していないと遊べませんから。「自閉症スペクトラム」の人は、そうではない人とのあいだに間主観性が生じにくいのです。

ところで、なんだか視線を感じて振り向くことってないですか？

**――ある。気のせいかと思っていたけど。**

## 「自閉症」の人は間主観性が働くのをガードしている？

あれはどういうメカニズムかわからないけど、視線って感じますよね。「自閉症」の人たちは、そういうものを意に介さない。「目が合わない」というのも、そういうことでしょう。アイコンタクトをとろうとしても反応しない「自閉症」の子どもは多いですね。無理にアイコンタクトを取ろうとすると、パニックになる子どももいます。

間主観性が働いていないというよりも、むしろ間主観性が働くのをガードしていると考えたほうがいいかもしれません。無理にアイコンタクトをとろうとされることは、間主観性を必死にガードしているにもかかわらず、他者から間主観性を働かせるように要請されるということです。それは、他者がガードを破って侵入してくるということですから、自分のなかにある秩序が壊れてパニックになると考えられます。

クルクル回ったり飛び跳ねたりするのは、「自閉症」の当事者の話によれば、そうすることによって自分の輪郭《りんかく》がわかるようになるからだそうです。回ったり跳ねたりすると、空気の抵抗で、自分の輪郭を物理的に刺激《しげき》として感じることができますよね。どこまでが自分で、どこからが自分じゃないのかが曖昧《あいまい》になっている状態はすごく不安なので、そういうときに回転やジャンプをすると、自分の境界が確定されるような感じがして、すごく落ち着くのだそうです。

**——自分の輪郭なんて意識したことなかったけど、そういうことが気になるんだね。**

いっけん奇異《きい》に見える行動にも、すべての行動には1つ1つに理由がちゃんとあるんです。

「自閉症」の人が他人の心をどのように理解しているか、ということを教えてくれる「サリーとアン課題」という実験があります。

次のような5つの絵を被験者に見せます。

1　サリーとアンが、部屋で一緒に遊んでいる。
2　サリーはボールを、かごの中に入れる。
3　サリーが部屋を出ていく。
4　サリーがいないあいだに、アンがボールを別の箱の中に移す。
5　部屋に戻ってきたサリーが、ボールを探すのはどこでしょうか。

つまり、サリーはボールをかごの中に入れたのだけど、サリーのいないあいだにアンが

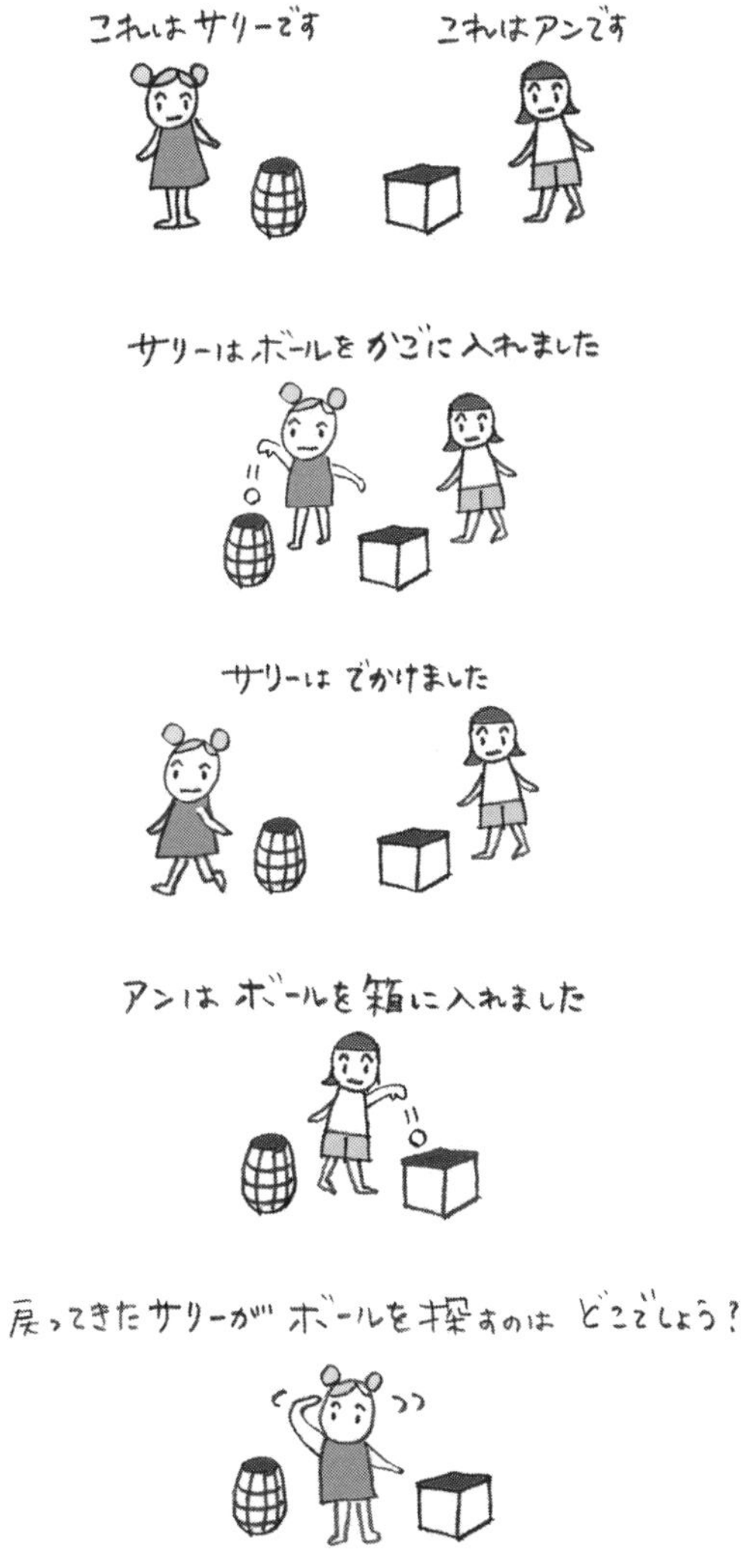
これはサリーです
これはアンです
サリーはボールをかごに入れました
サリーはでかけました
アンはボールを箱に入れました
戻ってきたサリーがボールを探すのはどこでしょう？

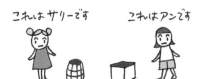

ボールを別の箱の中に移してしまうのです。では、サリーが部屋に戻ってきたとき、サリーはボールを手に入れるためにどこを探すでしょうか、という問題です。

**――かごの中でしょ。**

そうですね。あなたはボールが箱の中にあるのを知っているけれど、サリーは知らないとわかっているので、そう答えます。でも、「自閉症」の子どもは「箱」と答える場合が多いんです。

それは、自分と他者が違う心をもつ人間で、他者にも自分にも内面があって、その内面はお互いに別々のものであり、他者の内面を自分は知ることはできないし、自分の内面も他者に知られることはない、ということがわからないからだと言われています。

逆に言えばあなたは、人にはそれぞれにそれぞれの内面があるということがわかっているから、アンがボールを移した場所をサリーは知らない、と考えることができたのです。人それぞれにそれぞれの内面があることが理解できないと、サリーが帰ってきたあとで、アンはもちろんボールがある場所を知っているんだけど、サリーもそれを知っていると思ってしまうのです。

でも、すべての「自閉症」の人がこの課題をクリアできないかというと、そうでもないですし、年齢を重ねるごとに、この「サリーとアン課題」はクリアできるようになると言われています。

**――なかなか難しい。どうやって治すんだろう？**

「自閉症」は、それ自体はあまり「治す」という病気ではありません。もちろん、「社会性の障害」や「コミュニケーションの障害」を改善する治療法はあります。しかし、もっとも大事なことは、「二次障害」を防ぐことです。つまり「自閉症」であるがゆえに、家庭や学校や職場でさまざまな行き違いが生じて、そこから起こる不安、抑《よく》うつ、幻覚《げんかく》、妄《もう》想《そう》などの二次的な精神的不調を防ぐことが重要なのです。

また、虐待《ぎゃくたい》やいじめも防がなければいけません。

「自閉症」の子どもは、そうでない他者とのあいだで間主観性を働かせることが難しいので、「こうしたら、こうなるはずだ」という「自然」な相互作用がうまくいきません。たとえば、こっちが見つめているのに見つめ返してくれない。これは、親にとっては、「あれ？」と思うことですよね。

## 「自閉症」は「治す」より「二次障害」を防ぐことが大事

そのうちに、まわりは「何をやってもこの子は振り向いてくれない。自分に興味をもってくれない」「いろいろ教えたいのに、何も学ぼうとしてくれない」と思うようになることがあります。こうなると、一部には虐待が起こるケースもあります。

学校でもいろいろなことが起こります。普通学級に入る場合もありますが、同じような理由からいじめの標的にされるリスクもないわけではありません。どの時点で特別支援学級に入ったらよいのかなど、まわりの大人とよく相談しなければなりません。

学校で集団生活をしているうちに、少しずつ社会性が高まっていくケースも多いですが、いじめとか、人から差別される経験が重なると、そこから「二次障害」が出てきてしまうことがあります。

いじめや虐待のトラウマがあると、「タイムスリップ現象」と言って、現在に過去が侵《しん》入《にゅう》してくることがあります。現在においてイヤなことがあったときに、過去のイヤだったことの記憶が現在にタイムスリップしてきて、本人にとっては「今」がその「過去」になってしまうことがあるのです。こうなると、本人は今まさに「過去」を体験していることになるので、目の前にいる人を殴ってしまうなどの、今の状況とは合わないことをしてしまう。これが「タイムスリップ現象」です。虐待とかいじめ、過剰に叱《しか》られることもトラウマの原因になります。

## ――過去が侵入してくるというのは、「ＰＴＳＤ」のフラッシュバックと同じなの？

似ています。同じだと言う人もいます。ただ、「自閉症」の場合、当事者が手記を書くようになってわかってきたのは、時間の体験の仕方がふつうの人と違うようだということです。ふつう時間は直線で流れていきますよね。今は「現在」が目の前にあり、次の瞬間にはその「現在」は「過去」になる。そして、次はさっきまでの「未来」が「現在」になる、というように、「過去」→「現在」→「未来」がベルトコンベアでどんどん運ばれていく感じですね。

ところが、ある種の「自閉症」の人では、記憶が断片のようになっていて、「過去」「現在」「未来」が全部バラバラにちらばっていて、うまく流れていない、と言われています。

おそらくそういう「自閉症」の人たちは、ふだんはバラバラの記憶をなんとかまとめあげている状態なんだけど、感情的に揺さぶられる体験があったら、その記憶のまとまりがメチャクチャになって「過去」が「現在」になることがある、それが「タイムスリップ現象」なんだと思います。

**――そういうことを知らずに、行動だけを見ていたら誤解してしまうんだね。**

そうです。また、「自閉症」の人との関係で知っておきたいのが、コミュニケーションの仕方です。

人はふだんはあまり厳密な言葉をつかわないものです。仕事の指示もわりとラフな言い方をします。ラフな指示で伝わるのは、言わなくても何かを共有しているという意味での「社会性」があるからなんですが、「自閉症」の人にはそれではなかなか伝わりません。

たとえば、「醤油《しょうゆ》ある?」と聞かれたら、ふつうは醤油をとって相手に渡しますよね。ところが、「あるよ」とだけ答えてしまう。それで、相手が「とって」と言ってくると、「何を?」と聞いてしまう。ちゃんと「醤油をとって」と言ってくれたらよくわかるんですけど、そういう文脈を読み取ることがなかなか難しい。

こういう場合、「自閉症」の人のコミュニケーションのスキルを高めるのもひとつの考え方ですが、むしろ職場の仕事のやり方を変えるのも良い方法だと思います。障害のある人でも生活しやすい、働きやすい環境を整えることを「バリアフリー化」と言いますが、職場のバリアフリー化を行うのです。

車椅子の人にとって、公共施設に階段ではなくスロープやエレベーターを設置してもらうのが必要なのと同じように、コミュニケーションにもバリアがないようにすることができる。たとえば、「醤油ある?」じゃなくて、「醤油をとって誰々さんに渡して」のように、指示を明確化する。そうすれば、「自閉症」の人たちも働きやすいし、そうでない人たちにとっても間違いが減ります。

**――いろいろ応用できそう。**

指示を明確にすることは、学校でも家庭でもできますね。曖昧《あいまい》な指示ではなく明確な指示にすると、それまでぜんぜんできなかったことが混乱せずにできるようになります。

「社会性の障害」や「コミュニケーションの障害」は、「自閉症」の人個人の問題であると考えられがちですが、そもそも、コミュニケーションは1人ではできませんし、社会は1人だけではなりたちません。ということは、「社会性の障害」や「コミュニケーションの障害」は、「自閉症」の人とまわりの人たちのあいだで起こっているのです。

**――そっか、コミュニケーションは、どっちが正しいとかじゃないんだね。**

はい。だとすれば、これは「自閉症」の人だけに責任があるのではなく、まわりの人たちと一緒に解決していくことができるはずです。

「自閉症」に関連して、「反応性愛着障害《はんのうせいあいちゃくしょうがい》」についても話しておきます。無表情で感情を表さず、人に抱きしめられてもそっぽを向いたりする、といった症状が出るので、「自閉症」と間違えられることもあります。

しかし、これは「反応性」の病気であって、特に「虐待」に対する反応として生じるものです。「愛着」というのは、お父さんやお母さんに対して「くっつく」ことですが、虐待などによってそれがうまくできない状態を「愛着障害」と言います。虐待のなかでも、育児放棄《ほうき》（ネグレクト）がもっともこの障害を引き起こしやすいと言われています。

ネグレクトの度合いによりますが、家庭に丁寧に介入することでなんとかなる場合もあれば、乳児院や児童福祉施設に入れないといけないこともあります。ちゃんと愛着形成できるような環境を整えてあげれば、良くなります。ただ、受けたトラウマが強い場合は治りにくいこともあります。

次に「注意欠陥多動性障害（ＡＤＨＤ）」について話します。

「ADHD」は、以前は「微細脳損傷《びさいのうそんしょう》」と言われていました。脳にCTやMRIなどの検査でもはっきりとわからない程度の、小さな傷があるのだと考えられていたのです。

症状は主に3つです。1つめは「不注意」で、1つのことになかなか集中していられません。ほかのことに興味が移って、授業をじっと聞いていることができないとか、宿題を忘れるとか、ドリルも間違いが多くなってしまう。大人になっても同じように、仕事中に仕事とはぜんぜん違うことが気になってしまうとか、ケアレスミスが多く、それで締め切りが守れないとか、さまざまな仕方で不注意があらわれます。

2つ目が「多動」で、じっとしていることが難しいことを言います。たとえば、学校で授業中に落ち着いて座っていられない、というのがこれにあたります。

3つ目が「衝動性」で、思ったことをすぐに口に出してしまったり、実行してしまったり、次から次へと質問を浴びせて相手を困らせたりすることもあります。

こういう特徴が小さいときから目立つのが「ADHD」で、大人になっても症状がある場合は「大人のADHD」などと言ったりします。

治療法は、まずは自分の特性を知ることです。心理検査を受けて、自分がどういうことが苦手で、どういうところが人より上手にできるのかという特性を知ること。その次に、自分の苦手なところについては対処法を考えます。すぐ忘れるなら、絶対にやらなきゃいけないことを目につくところに書いておくとか、リストをつくって1つずつチェックしていくとか、いろいろなやり方があります。特性を知っていれば、周囲に理解を求めることもできますね。

「ＡＤＨＤ」は、脳の神経伝達物質の異常があると言われていて、「ノルアドレナリン」と「ドーパミン」の2つが少なくなっていると考えられています。

日本では、「ＡＤＨＤ」に対して、ノルアドレナリンを増やす働きのある「アトモキセチン」、「ドーパミン」を増やす働きのある「メチルフェニデート」、比較的新しい「グアンファシン」という薬がつかわれています。「メチルフェニデート」は特に「精神刺激薬」と呼ばれていて、効果は「覚せい剤」と少し似ているところがあります。

## ──「覚せい剤」に似ているって、怖いね。

もっとも、現在では「徐放剤《じょほう》」と言って、体のなかでゆっくり溶けてゆるやかに効果が出るタイプのものが主に使われているので、そこまで心配しなくても大丈夫です。

「ＡＤＨＤ」にかんしては、過剰診断・過剰処方が問題になっています。アメリカでは、子どもの5・3％が「ＡＤＨＤ」と診断されて薬が投与されているそうです（日本では

０・４％です）。これは明らかに過剰診断・過剰処方です。製薬会社がかなり強力にキャンペーンを張っていることの影響もあるようです。

また、僕は「大人のＡＤＨＤ」も過剰診断・過剰処方されているのではないかと思っています。「ＡＤＨＤ」の症状の１つである「不注意」は、「うつ病」になったときにも同じような症状が出ることがあるのです。そういう状態にたいして「ＡＤＨＤ」の薬を投与すると、神経伝達が良くなるので効果が出る場合があります。でも、「うつ病」と「ＡＤＨＤ」はまったく別の病気です。

最近、「大人のＡＤＨＤ」がよく知られるようになって、20〜30代のサラリーマンが「自分はＡＤＨＤじゃないか」と心配して病院を受診するようになりました。医師もすぐに薬を出しがちですから、そのせいで過剰診断・過剰処方になっているように思います。現在の診断基準では、12歳以前からずっと「ＡＤＨＤ」の症状がつづいているかどうかが重視されていますが、そこまで詳しく診察せずにいると、なんでも「大人のＡＤＨＤ」になってしまうのです。

最後に、「学習障害（ＬＤ）」についても話しておきます。

「ＬＤ」は、知的な発達に全般的に遅れがないにもかかわらず、「読むこと」「書くこと」「話すこと」「聞くこと」「計算や推論《すいろん》をすること」といった能力が極端に低い障害のことを言います。つまり、こういった障害があることによって、本来ならできるはずの学習ができなくなっている、本来の能力を発揮できなくなってしまっているのが「ＬＤ」です。ひらがなが読めても漢字が読めない、本を読むスピードがとても遅い、といった例があげられます。

これにかんしては特定の治療薬はなくて、障害の特性に合わせた支援を取り入れると、十分に学習できるようになると言われています。たとえば、読字障害では、文字のフォント（書体）を変えると、それまで読みにくくて仕方なかった文字が急に読めるようになる場合があることが知られています。

「発達障害」と呼ばれている「自閉症スペクトラム障害」「ＡＤＨＤ」「ＬＤ」や「知的障害」の子どもたちにたいしては、ひとりひとりの特性にあわせて、きめ細やかな支援が行われることが重要なのです。

# 7

# 新しいことが覚えられない――認知症

認知症について知ることは、高齢者の心について知ることにもつながります。あなたのおじいちゃん、おばあちゃんのことを理解するのにも役立つかもしれません。

さて、日本では総人口に占める65歳以上の「高齢者」の割合は２０１０年代で25％（４人に１人）でしたが、２０５０年には65歳以上の人口の割合が35％（３人に１人）になると考えられています。

認知症の話をするまえに、一般的に高齢者にはどのような変化が起こるのかを話します。人は、歳を重ねていくと、「精神面の変化」「身体面の変化」「役割の変化」という３つの変化を経験します。

「精神面の変化」は、たとえば物忘れです。

物忘れと言っても、なんでもかんでも忘れてしまうわけではありません。忘れるというより「新しいことが覚えられない」のです。昔のことは覚えているし、自分の名前や自分がやってきたことは忘れません。家族の名前も忘れませんが、最近のことほど覚えられませんので、孫《まご》やひ孫の名前はわからなくなることがあります。それ以外にも、自分の結婚式をした場所は覚えているけれど、昨日の晩ご飯は覚えていないというように、最近の出来事を記憶にとどめることができないんです。これを「記銘力障害《きめいりょくしょうがい》」と言います。

「身体面の変化」は、たとえば運動能力の衰《おとろ》えです。

これまでできていた運動ができなくなります。若いころなら重い荷物をもって階段をあがることができたのに、それがだんだんできなくなります。病気にもなりやすくなります。足腰も、骨も、関節も痛みやすくなります。性ホルモンが少なくなって、性機能も衰《おとろ》えていきます。これまで楽しみにしてきたことができなくなります。

「役割の変化」とは、人の役にたつ役割が減ったりなくなったりすることです。

男性の場合、現在の高齢者が働いていたころは、「年功序列」といって、若いうちは平社員だけれども実績を積んでいくにしたがって昇進《しょうしん》して課長や部長、あるいは取締役や社長になり、だんだんと人の上に立つことや、人から頼られることが多くなっていくシステムがありました。それにともなって、仕事上の人脈も増えて、給料もあがる。ようするに、年をとるごとに、右肩上がりでどんどん偉《えら》くなっていくのがふつうだったのです。

ところが、定年で退職すると、これまでずっと右肩上がりで積み上げてきたものを、一度にすべて失うことになります。これは大きな変化です。これまで自分の自信のよりどころになっていたものが、ぜんぶなくなってしまうのですから。

**――それはちょっとさみしい……。**

また、男性では、昭和の男は家事をほとんどしませんでしたが、それは一般的には仕事をしているから家事を免除《めんじょ》されていたという側面もありました。家事を何もしていなくても家の中でそれなりのポジションが与えられてきました。しかし、仕事をやめるとそれもなくなります。すると、家族がその男性を見る目も変わります。

最近では定年退職してからも再就職する人が増えてきました。同じ職場での「再雇用」なら、自分が積み上げてきた経験や威厳《いげん》が生かせる可能性がありますが、まったく別の職場に行くと、そうはいきません。今まで何をするにしても、自分が主導権《しゅどうけん》を握ったり、最終的な決定を下したりする立場にあったのに、その力はまわりに移ってしまっています。

会社で偉くなると、自分の能力そのものが高まったとか、自分に力がついたと錯覚《さっかく》する人が多いですが、実際には、ほとんどは部下がどれだけいるといった「人の配置」でその

## 男性が定年で仕事をやめると家族の見る目も変わる

ように見えているだけでしょう。新入社員とベテラン社員とで知識や能力の違いはたしかにありますが、それは会社のなかでの関係で決まる部分があります。ですから、再雇用や再就職で、職場のなかの役割が変わると、それまでの「人の配置」が変わるので、自分の知識や能力がなくなってしまったように感じます。そして、「こんなはずじゃなかった」「本来受けるべき待遇《たいぐう》を受けていない」という不満をもつ人も多くなります。

**——会社のなかのポジションの力を、自分の力と勘違いしていたんだね。**

女性については、これからは変わってくると思いますが、現在の高齢の女性の多くは、結婚するまでは仕事をしていても結婚してから専業主婦になった人たちです。家でがんばって子育てをしてきた女性にとっても、自分がずっと目にかけてきた子どもたちが巣立っていくのは、積み上げてきたものがなくなるということですから、やはり役割に大きな変化が生じます。

役割の変化に関連して今日広く問題になっているのは、高齢者の運転です。高齢者が運転する車の事故が多くなっています。高齢者の免許の返納《へんのう》を義務化すべきではないか、という意見も聞かれるほどです。しかし、高齢になって役割を失った人にとって、自分の自信が持てる最後の能力が「車の運転」であることもありますから、一概《いちがい》に免許の返納を義務化することがいいとは思えません。あくまで、免許を返納したらタクシーが割引になるなどの、「奨励《しょうれい》」にとどめるべきでしょう。

高齢者が「車の運転」に固執《こしつ》してしまうのは、仕事がなくなると同時にいろいろな役割や人間関係がなくなってしまい、自分にできることが運転しかなくなるからだとすれば、とくに男性は、早いうちから近所の人やその他の仕事以外の友人たちとのお付き合いをしておくべきでしょう。いわば、退職後の役割喪失《そうしつ》のリスク分散です。

以上の「精神面の変化」「身体面の変化」「役割の変化」という3つの変化は高齢者なら誰にでも起こり得ることです。次に、病気の話、つまり「認知症」の話をしましょう。

まず「アルツハイマー型認知症」についてお話しします。

これは、いちばん多いタイプの認知症です。かつては、認知症は「痴呆症《ちほうしょう》」「ボケ」とも言われていました。「ボケ」というと、たんに物忘れがひどくなっただけのようですが、それだけでなくて、今話した3つの変化がからみあって、さまざまなことが起こります。

「アルツハイマー型認知症」では「記銘力障害」が目立ちます。老化すると記憶力が悪くなるのは自然なことですが、「アルツハイマー型認知症」で起こっていることも、老化による記憶力の低下と本質的な違いはなく、程度の問題と考えられています。「記銘力障害」が起こると、新しいことが覚えられなくなるので、同じことを何度も言ってしまうようになります。

僕が医学部の学生だったとき、実習の一環で老人福祉施設に行ったことがあります。僕はあるおじいさんと話をすることになり、おじいさんも気をつかってくれて、「あんたどこから来たの?」と聞いてくれました。僕が「高知市のどこどこです」と言ったら、「あのへん行ったことあるよ」という話をしてくれました。ところが、何分か話していると、そのおじいさんは「ほんで、あんたどこから来たの?」と、さっきと同じ質問を僕に聞いてくるのです。それで、僕はまた「高知市の～」と同じ話をしました。どうやって話を切り上げればいいのかわからなくて、このループを3回くらいつづけてしまいました。すると、おじいさんはだんだん不機嫌《ふきげん》になっていったのです。

このおじいさんは、記銘力障害のせいで、ついさっき話したことを忘れています。でも、「なんかおかしい」ということには気づいているようでした。その「おかしさ」を自分でなんとかしないといけない、と思っているんだけど、自分ではどうにもできない。そういう苛立《いらだ》ちや焦《あせ》りがだんだんと強くなっていく。不機嫌になったのはそのせいでしょう。「記銘力障害」があると記憶は残らないのですが、気持ちは残るのです。だから、自分で苛立ちを感じるのです。

ときどき、「認知症の人には暴言《ぼうげん》を吐いても忘れてくれるから大丈夫」という言い方をする人がいますが、そんなことはまったくないのです。

## ――記憶力と気持ちは別なんだね。

認知症になると、「自分はこれまでのようにいろいろなことがちゃんとできていない」という気持ちが起こります。そういう気持ちが積み重なっていくと、記銘力障害をとりつくろおうとしていろいろなことが起きてきます。

その1つが、「もの盗《と》られ妄想《もうそう》」です。ある日、「財布《さいふ》がない」「通帳を嫁《よめ》に隠された」と言い出すのです。

財布はだいたい家のなかで置く場所が決まっているものですが、何かの拍子《ひょうし》で別なところに置いたりすることがありますね。ところが、記銘力障害があると、「たまたま今回だけ違うところに置いた」ということを記憶できませんから、ふだん財布を置いている場所の記憶にしたがって、そっちを探してしまいます。とうぜん、財布は見つかりません。

では、どうして「財布が見つからない」が「財布を盗られた」になるのでしょうか。一般に高齢者は、自分がいろんなことができなくなっていることを自分で気づいています。そして、そのことに苛立ちや焦りを感じていて、なんとかして「自分は一人前にいろんなことができる人間だ」と思いたいし、そういう人間になりたいと思っています。すると、自分が「ものを忘れた」とか、「ものを無くした」ということを、素直に認めることが難しくなります。

こうなると、自分のせいではなく、誰かのせいにするしかなくなります。だから、「嫁に隠された」などと言うようになるのです。どうして「嫁」がやったと思うかというと、これまでは高齢者のお世話をしているのが「息子の嫁」（義理の娘）であることが多かったからです。いろんなことができなくなって「嫁」に介護《かいご》してもらうようになったとき、高齢者は、「自分でちゃんとできるはずなのに、なぜかできなくなってしまって、この人（嫁）に頼らざるを得なくなっている」と感じています。

もちろん助けてくれていることについては、ありがたいとは思っているでしょう。表面上は感謝の言葉も言うでしょう。しかし、その心の裏には「なんで自分がこの人に世話にならないといけないんだ！」という気持ちがあって、その気持ちは当然介護者である「嫁」に向いてしまうのです。

このような介護者に向けられた攻撃性と、「しっかりした人間でありたい」という気持

## 「財布を盗られた」と言うのにもちゃんとした理由がある

ちが結びつくと、「嫁が財布を隠した」という妄想が生まれます。もちろん、介護者の側はびっくりしますし、困るのですが、高齢者がそのように言うのには、ちゃんとした理由があるのです。もの盗られ幻想は女性に多いことが知られています。それは、自分のポジションを重要だと考える男性と比べると、そのようなポジション（偉い立場）から排除されがちである女性は、結果として自分の持ち物に執着するようになるからかもしれません。

「嫁」にたいして妄想をいだきやすいのは、これまで自分が「嫁」にたいして優位に立っていたのに、立場が逆転して世話になっているのが悔《くや》しいという思いもあると思います。実の娘が介護をしている場合でも、娘はもともと自分が支配していた対象ですから、同じようなことが起こります。

記銘力障害を取《と》りつくろおうとして出てくる症状には、「作話《さくわ》」もあります。「作話」とは、記憶の欠けているところを作りごとの話で埋めることです。今、手持ちのものとか、昔の記憶とかを総動員して自分の記憶の欠損を埋めようとするのです。

たとえば、認知症のお年寄りがいる病院や施設のデイルームなどでは、テレビで国会中継が流れていることがあります。それをお年寄りがぼーっと見ているときに、「○○さん、今日どうですか？　何してるんですか？」と声をかけると、「総理大臣と会ってた」という返答があったりします。直前まで自分が何をしていたのかという記憶がないので、現在自分に見えている物事をつかって、何とかして記憶を埋めようとしているのです。

「アルツハイマー型認知症」では、記銘力障害のほかに「見当識《けんとうしき》障害」も出てきます。見当識とは「ここはどこで、自分は誰で、今はいつなのか」がわかる、ということです。病院に救急車で運ばれてきた人に「ここがどこかわかりますか?」「お名前教えてください」と聞きますが、あれは、今自分がいるところがどこで、自分が誰なのかということがわかっているかどうかをテストしているんです。認知症でもないのに見当識障害がある場合は、脳などに重大な病気がある可能性があります。

認知症では、だんだん見当識に障害があらわれてきます。特に、夕方になると「今から仕事に行く」と言いはじめたり、施設にいるのに「家にいる」と思っていたりします。

ただ、この見当識障害は、「ここはどこで、自分は誰で、今はいつなのか」がたんに分からなくなっているのではなく、過去の見当識がフラッシュバックしてきていると考えたほうがいいものです。たとえば、「今から仕事に行く」と言う人は、その昔に自分が仕事に行っていた時代の見当識を、今体験していると言えるのです。

**――時間が1つの直線じゃなくなるんだね。**

過去の見当識が今に侵入するのですから、そうとも言えますね。

「今から仕事に行く」と言う人の場合は、その人にとっては今は「過去」になってしまっています。たとえば、施設にいても、自分は会社の専務《せんむ》で、今から自分は仕事に行かないといけない、隣《となり》にいる人は出勤を見送ってくれる家族に見えているのかもしれません。このような見方をしておくと、「認知症の人がなんかヘンなこと言い出したぞ」と思ったときにも、「この人は今、いつの見当識を体験しているんだろう?」と考えることができます。

だから、「今から仕事に行く」と言われたら、それを訂正するのではなく、「じゃあ一緒に行きましょうか」と言ってそのへんを一緒に散歩して一周まわって帰ってくればいいのです。そうすれば自然と落ち着きます。本人にフラッシュバックしてきている見当識に付き添うのです。そうすると、本人も自分の能力を否定されるというイヤな体験なしに過ごすことができます。

記銘力障害や見当識障害は、たしかに「アルツハイマー型認知症」の脳の異常によって起こる障害なのですが、それ以外の「もの盗られ妄想」や「作話」は脳の変化のあとに生じたふつうの人間の心理です。それらはすごく人間らしい心の動きであって、認知症は人間らしい心の動きがいちばん出てくる病気だと言えると思います。

身体面の変化によって出てくる症状もあります。たとえば、「嫉妬《しっと》妄想」は記銘力障害に加えて、性機能の衰えと社会的地位の変化があることから生じてきます。主に男性にみられます。

現在の高齢者の典型的なご夫婦では、男性のほうが家にこもりがちです。なぜかというと、男性は人間関係がほぼ仕事上のものにかぎられることが多いので、仕事がなくなると出かけるところがありません。一方、女性は、定年になるまでのあいだに（あるいは専業主婦でも）、職場以外のさまざまな場所でたくさんの人間関係をつくることに成功している人が多いです。ですから、陶芸《とうげい》とか合唱とか短歌の会とかの趣味、あるいは旅行などで、女性のほうがよく出かける傾向にあります。

すると、男性の側では、「オレは行くところがないのに、妻は毎日出かけている」という「妬《ねた》み」の気持ちが起こります。これも、ふつうの人間の心理です。

ところが、ここに記銘力障害と性機能の衰えが組み合わさると、「嫉妬妄想」が出てくる場合があるのです。たとえば、「妻が合唱団の若い男と浮気《うわき》をしている」などのはっきりした妄想になることがあります。これは、「今日はどこどこに出かける」という話を聞いていても、そのことを覚えていられないので、「あいつはこっそり出かけた」というふうに解釈してしまうのもその一因です。

高齢者には、「これまでは性的な満足を得ることができていたけど、自分の身体の問題でそれができなくなっている。でもそれを認めたくない」という気持ちがあります。すると「自分が性的な満足を得られないのは、自分のせいではなくて、妻が浮気をしているからだ」ということにすれば、自分の性機能の衰えを意識しなくてすむので、こういう妄想ができやすいのです。

## ――性機能が衰えてるのに、性的な欲求ってあるの？

衰えているからこそ、よけいに気になってしまうんです。それに、昭和の男性は自分の自信の根源を性機能においていることも多いです。薬局でも「精力増強剤」をたくさん売ってますよね。今の若い人が高齢者になるころにはまた違った様子になっているかもしれません。

それ以外にも、「認知症の行動・心理症状」＝ＢＰＳＤ（Behavioral and Psychological

Symptoms of Dementia）と言われるやっかいな症状があります。これは、認知症そのものの症状である記銘力障害と見当識障害以外の症状全体を指す言葉です。妄想とか、興奮《こうふん》、徘徊《はいかい》、怒りやすい、不機嫌などもBPSDであると言われます。これらは、介護をしている人たちが大変「困る」症状です。

認知症になると、できないことが増えていって、できないことを人からなじられる、責《せ》められることが増えます。たとえば、服がちゃんと着られなかったりしたら「どうしてできないの？」などと叱《しか》られます。

服が着られなくて責められる、というのは子どものとき以来のことですから、本人は自分がすごく能力がなくなってしまったのではないかと感じます。「どうしてできないの？」といちばん思っているのは本人なのです。それをまわりから言われると、よけい自信がなくなってしまう。しかも、「本来はちゃんとできるはずだ」という気持ちもあるので、本人はすごく悔しい気持ちになりますね。

こうして、まわりから否定的な言葉を浴びせられたり、自分でうまくいかないという気持ちを感じたりする機会が増えると、自分自身にたいする否定的な気持ちがどんどんたまっていきます。

自分のやったことを否定される体験を重ねるごとに、BPSDは多くなります。ですから、まわりの人たちは、認知症がどういう病気なのかを理解することはもちろん、声をかけるときにも本人の尊厳を損《そこ》なわないようにすることが大事です。つまり、本人の言うことを否定しない、怒ったりなじったりしない、恥《はじ》をかかせない、ということが重要です。

たとえば、認知症の人は、ご飯を食べたことを忘れて、「ご飯はまだ?」と言ったりします。このとき、「もう食べたでしょ!」と責めてはいけません。それは、「あなたは間違ってる!」と言うことと同じですから、本人にとっては自分の考えが否定され、恥をかかされる体験であり、ひいては自分の尊厳を失ってしまうことにつながります。

## ――じゃあ、なんて言えばいいの?

「ご飯はまだ?」と言われたら、「何が食べたい?」と聞きかえせばいいんです。すると、何か返事が返ってきます。そしたら、「じゃあ、ちょっと待っててくださいね」と言う。そうしているうちにご飯のことは忘れます。それでいいんです。「ものがなくなった」と言われたときは、「どこそこにあるでしょ!」と言わずに、「一緒に探しましょう」と言えばいいのです。

いずれにしても、本人が今どういう見当識の中にいるのかということを絶えず意識しながら、それに寄り添うように対応することが大事です。最初はたいへんかもしれませんが、慣れれば誰でもできるようになります。

また、もう1つ気をつけないといけないのが、高齢者を上から見下ろさないことです。身体的に弱ってくると、車椅子で移動したり、ベッドにいる時間が長くなったりします。しかし、高齢者が自分より低い位置にいるからといって、上から見下ろしてはいけません。人間にとって、空間の中の位置関係はとても大事で、上から見られると自分は「負け」だと思ってしまいます。見下ろされても平気なのは、まだ背が低い子どものときだけです。動物も、寝転《ねころ》がってお腹を見せたら「負け」ですよね。

上から見下ろすことは、相手に自分のほうが強いんだと言っているようなものです。また、介護者が上から見下ろしていると、高齢者は介護者をお母さんだと思って自分は子どもに「退行」してしまうこともあります。介護者が高齢者から胸を触られたりすることが問題になることがありますが、そのなかには、こういった「退行」がふくまれていると思います。上から見下ろしてしまうと、こういう問題も引き起こしやすくするのです。

認知症の高齢者に声をかけるときには、しゃがんだりしてかならず目線を合わせることを心がけてください。ささいなことですが、本人に恥をかかせない、尊厳を失わせないいた

**上から見下ろすことは、相手に自分のほうが強いと言っているようなもの**

めにはたいへん有効なことです。「退行」を予防するためにも有効です。

## ――認知症って治せるの？

認知症につかわれる薬はありますが、治す薬ではなくて、進行を遅くする薬です。しかし、薬にはあまり期待しないでください。認知症の進行を遅くする薬がすべて医療保険で賄《まかな》われている国は日本ぐらいだと思います。というのも、認知症の薬は、効果はゼロではないけれど、それによって本人の生活の質＝QOL(Quality of Life)が高まったというデータはないのです。認知症の度合いを測るテストの点数の下がり具合は多少ゆっくりになりますが、薬を飲んだからといって、本人の生活が変わるほどではないのです。

実際、薬を飲まなくても不利益が起こるということはそれほどありません。それよりも、今話したような対応をまわりができるようになるほうが、ずっと有益です。

認知症の患者さんにBPSDが出るようになると、医師は鎮静《ちんせい》させて症状を抑え込もうとすることが多く、抗精神病薬（「統合失調症」の治療薬）を少量つかうこともあります。でも、これは本人の自発性を抑えてしまいますし、予期せぬ副作用を引き起こしてしまうこともあり、非常に問題です。最近は漢方薬の「抑肝散《よくかんさん》」を使うこともありますが、これも鎮静的な薬で、抗精神病薬ほどではないけれど、自主性を奪《うば》う方向に働きます。

本人の自発性を抑えると、よけいにできないことが増えてしまいますし、頭の働きも身体の働きも悪くなり、転びやすくもなります。骨折してしまったりしたら、ますますできることが減ってしまいます。そうすると、よけいに自分にたいして否定的な気持ちをもってしまい、さらにBPSDが増える悪循環におちいってしまいます。

知っておいてほしいのは、最近は、認知症の人でも、特に若年性認知症の人たちは、仕事をしている人もいるということです。

障害者の自立生活と同じように、適切な支援さえあれば、たとえ記銘力障害があっても仕事はできるのです。たとえば、自分が覚えておかないといけないことをメモしておくのも補助になりますよね。いろいろなやり方を駆使《くし》すると、意外と仕事もできるんです。認知症になったからつねにケアの対象である、というのは真実ではないのです。

「アルツハイマー型認知症」以外の認知症についても話しておきましょう。

アルツハイマー型の次に多いのは、「血管性認知症」です。これは「脳梗塞《のうこうそく》」や「脳出血」によって起こる認知症です。脳梗塞というのは脳の血管がつまることで、その血管が栄養を運んでいた脳の領域がダメになってしまいます。脳出血は脳の血管が破れて出血することで、やはりその血管で栄養を与えていたところがダメになるし、出血したことによる圧迫で周辺の脳の組織が壊れることもあります。これは、脳梗塞や脳出血を予防することで予防できることがあります。

「血管性認知症」では、脳梗塞や脳出血があった部分の脳が壊れて働かなくなります。じつは、小さい脳梗塞はふだんからたくさん起きているのですが、大きな脳梗塞や脳出血があると、脳のいろんなところが同時にダメになります。すると、機能が失われた部分と保たれている部分がまだらになります。だから、「血管性認知症」は「まだら痴呆」とも言われます。

また、「血管性認知症」の場合は身体の麻痺《まひ》が起こっていることも多く、いちばん問題になるのは嚥下《えんげ》障害です。食べものや水がうまく飲み込めず、食道ではなく気管支に入ると肺炎の原因にもなります。

その次は、「前頭側頭型《ぜんとうそくとう》認知症」です。「ピック病」とも呼ばれます。原因はわかっていませんが、前頭葉《よう》や側頭葉が萎縮《いしゅく》して起こる認知症です。記憶障害も見られますが、粗暴《そぼう》になったり、礼儀《れいぎ》を欠くようになったりと、人格変化が目立つのが特徴です。

## ——人格変化？　そんなことが起きるの？

はい。前頭葉には、頭の中に湧《わ》いてきたいろいろな考えに対して、「これはダメ」「これはやってはいけない」と却下《きやっか》する機能があります。その機能が弱くなると、いろいろなことを抑制できなくなります。すると、万引きとか、痴漢《ちかん》とかいろんな異常行動が出てきます。高齢者になって急に万引きや痴漢をするようになったら、この病気を疑ったほうがいいでしょう。

最後は、「レビー小体型認知症」です。これは「パーキンソン病」の一種です。「パーキンソン病」は、「レビー小体」という物質が中脳にたまって手が震えたり、運動の障害が起こる病気です。中脳は、運動の調節をつかさどっているので、運動の障害がでるのです。ところが、このレビー小体が中脳ではなく、大脳皮質やその他の部分にたまると、「レビー小体型認知症」が起こります。

記銘力障害や見当識障害も起こりえますが、「幻視《げんし》」が起こるのが特徴です。すごく具体的にありありと見える幻視で、人や小動物が家に入ってくるとか、家にいるというものが多いです。

また、身体が動かしにくくなる「パーキンソン病」の症状が出やすいほか、寝ている間にベッドから出て行動してしまう、「レム睡眠《すいみん》行動障害」も起こることがあります。夢で見ている状態そのままに動いていると考えられています。

「アルツハイマー型認知症」以外の認知症は、さまざまなバリエーションの認知機能の障害があらわれるので、そのぶんケアの面では大変なところがあります。

## 認知症の人の介護って大変そう。

特に家族が介護するのは大変です。自分の家族が認知症になると、家族は「なんとかしないと」と責任を感じてしまい、自分たちだけで介護してしまいがちです。しかし、日本では2000年から「介護保険」という仕組みができて、介護は「社会化」されました。つまり、すくなくとも建前上は、「介護の主役は家族ではなく社会だ」ということになったのです。家族は認知症の高齢者とさまざまな感情的なつながりがあるせいで、介護を上手に行えないことがあります。「介護保険」をうまく利用して、「家族が介護しすぎない」状態をつくることはとても大事なことです。

## ——認知症にならないためにはどうすればいいの？

発症を予防する決定的な方法はありません。「アルツハイマー型認知症」の脳の変性は、老化による変性と本質的に同じもので、量的な違いしかありません。かりに、200歳まで寿命があったら全員「アルツハイマー型認知症」になるかもしれません。

認知症にかんして考えるべきなのは、認知症にならないことよりも、認知症になってもくらしやすい社会をつくること、つまり「バリアフリー化」です。

さっき、認知症のBPSDをなるべく引き起こさないことが大事だと言いましたね。それ以外にも、記銘力障害や見当識障害があっても、それほど問題にならないような社会をつくることを考えなければなりません。

認知症の高齢者の徘徊が問題になるのは、徘徊すると危険な社会だからです。だとすれば、安心して徘徊できる社会をつくるべきではないでしょうか？　2050年には3人に1人が高齢者になるのだから、いつ徘徊しても安全に、最終的に自宅に帰れるような街づくりを考えることはとても重要です。

徘徊が悪いのではなく、徘徊の結果として高齢者が迷《まよ》ってしまったり、事故にあってし

認知症にならないことより
認知症になってもくらしやすい社会をつくること

まったりするのが問題なのです。高齢者の事故は、都市計画次第で防ぎようがあります。電柱などのわかりやすいところに、現在地をわかりやすく示すとか、困っていたら誰かがちゃんと教えてくれるとか、踏切《ふみきり》とか危ないところには誰も近づけないようになっているとか、いろいろなやり方が考えられます。街のあちこちに高齢者が休める居場所をつくって、わかりやすい目印をつけておけば、迷ってもそこに行けば安心できます。そうなれば、徘徊することそれ自体が問題にならなくなります。

認知症になったとしても、人にはたくさんの能力が残っています。それを有効活用できれば、趣味や仕事もできるようになります。そうなると、自分にたいする自信になりますから、BPSDなどの困った症状も減ってくるでしょう。それに加えて、バリアフリー化によって、認知症になることが「マイナス」にならないような社会をつくれるはずです。そのような社会は、認知症の人たちだけでなく、誰にとっても安心できる社会であるはずです。

このように、心の病気について考えることは、私たちの社会のあり方について考え、それをより良い方向に変える可能性を考えることでもあるのです。

# 第3章

# 心の病気でもくらしやすい社会ってつくれるの？

第1章では、そもそも心の病気とはいったい何なのか、治療者（精神科医やカウンセラー）がどういうことをやっているのかについて話しました。第2章では、いろいろな心の病気をとりあげて、その病気の人たちがどんなふうに困っていて、どんなふうに世界の中で生きているかということについて話しました。最後に、心の病気の人たちに対してどういうことができるのかを考えていきたいと思います。

第2章でいちばん伝えたかったことは、いっけん「異常」な心の働きのようにみえるものの中にも、ごくふつうの「正常」な心の働きとして考えることができるものが多いということです。

たとえば、最初にとりあげた「統合失調症《とうごうしっちょうしょう》」では、自分の心の働きそのものが崩れさろうとしているときに、妄想《もうそう》をつくることによって心を立て直そうとしている、という点が重要でした。最後にとりあげた「認知症」でも、記銘力《きめいりょく》障害や見当識《けんとうしき》障害が出てきて、これまでの自分がもっていた自信が失われていくなかで、それでも「自分はちゃんとした人間である」ということを示そうとする果敢《かかん》な努力の結果が「症状」としてあらわれていたのでした。

つまり、医学のなかで「症状」と言われているものは、そのすべてが「異常」なものなのではなくて、「正常」な心の働きと通じるところが多くありますし、本人がなんとか「異常」な状態から回復しようとして生じているものもあるのです。心の病気の「症状」であるとされているものの多くは、ほんとうの意味での「症状」ではなく、むしろ病気からの「回復の試み」であると考えることができるのです。

こういうふうな見方を学ぶだけで、心の病気の見え方が変わってこないでしょうか。心の病気を経験したことがない人でも、知識を得たり、「わかる(了解する)」ための努力をすれば、心の病気の人たちの心のなかに、じつに豊かなものがあることがわかるはずです。もちろん、「自分の心の働きそのものが崩れさろうとしている状態」や、「記銘力障害や見当識障害」などの、病気の「本体」にかんしては、なかなか想像してみることは難しいかもしれません。でも、心の病気にかんする知識を得ていれば、そのような病気の「本体」から出てくる気持ちにかんしてはそれなりに想像できるようになります。

**――うん。できる気がする。**

一般に「心の病気」と言われているものは、病気からの「回復過程」のことなのかもしれない、と言ってもよいでしょう。病気というのは、それ自体が回復する力をもっていて、妄想も作話も回復過程の1つです。じつはこれは体の病気でも同じで、たとえば風邪はウイルスが入ってきて体の中でウイルスが増殖するのが「本体」で、熱やくしゃみや鼻水といった「症状」と言われているものは、ウイルスを身体の中から追い出そうとして出てくるものです。風邪の「症状」も、回復過程のあらわれなのです。

このように、病気は、体の病気でも心の病気でも、「回復する力」をそれ自体のうちにもっており、じつは病気は「回復しやすい」という側面があるのです。そのことを頭にいれておくことはとても重要です。なぜなら、とくに心の病気については、「回復しやすい」という性質が無視されてきた歴史があるからです。

心の病気になることを、昔は「狂《くる》う」とか「発狂《はっきょう》する」と呼んでいました。この「狂う」「発狂する」という言葉は、どうしても「回復不可能」なイメージを人に与えてしまいます。

「発」という漢字はいろいろな熟語でも使われますが、どれも対義語(反対の意味の言葉)があります。「発信」なら「受信」、「発見」なら「隠蔽《いんぺい》」、「発車」なら「停車」です。しかし、「発狂」の対義語はありません。行ったら行きっぱなしの一方通行のイメージが、「発狂」という言葉にはとりついているのです。「発狂する」という言葉がつかわれていると、心の病気になることを「悲劇」として見てしまうことになりがちです。

およそ「悲劇」というのは、人が自分にはどうしても変えることのできない運命に翻弄《ほんろう》されながらも立ち向かい、それでも悲惨な結果におちいってしまう物語のことです。何かを成《な》し遂《と》げたかかわりに自分の人生は台無しになってしまった、という意味あいでもつかわれます。

心の病気も、さからうことのできない運命であって、その運命の結果、人生が台無しになってしまう――そのような考えは、昔の精神医学においては今よりもずっと大きい力をもっていたのです。「発狂」という一方通行の悲劇的なイメージは、心の病気になった人に対するまわりの見方にも影響を与えていましたし、病気になった人が自分自身を見る見方にも影響を与えていました。それでは治るものも治りません。

だから、まずそれを反転させて、「心の病気というのはそもそも回復しやすい（治りやすい）ものだ」と考えることが必要です。

## ――ほんとに回復しやすいの？

はい。もっとも、心の病気から「回復する」ということは、病気になる前の状態に「戻る」ことではありません。「統合失調症」と「うつ病」のところでも話しましたが、病気になる前の状態に戻ってしまうと、もういちど発病する危険を増やしてしまうからです。

「回復する」ということは、前の状態とは違う形の生き方を手に入れられるようになることです。病気を通り抜けることによって、自分のライフスタイルが変化し、さらには自分が変化するということです。それが「回復する」ということです。実際、多くの「統合失調症」の人たちの「回復」は、妄想を少し残しながらも、これまでとは違う形で社会の中で折り合いをつけようとすることによって可能になっています。それができるようになったとき、その人は確実に変化しているのです。

「うつ病」から「回復」するためには、これまでの自分の無理な働き方を少しずつ変化させて、より余裕のある、安定して生きていくことのできるライフスタイルを身につけていくことが必要です。それには、世界の中の物事や人物（仕事や同僚や上司）との関係をふたたびつくりなおしていくという作業が必要になります。それができるようになったとき、前の自分とは変わっているはずです。

心の病気から「回復する」ことを目指すというのは、そういうことなのです。

もちろん、その「回復」のためには、薬の力を借りないといけないときもあります。また、自分やほかの人を傷つけてしまう恐れがあるときや、自分の尊厳を傷つけてしまうようなときには入院が必要になるときもあります。

しかし、もっとも必要なのは、回復を阻害するようなものを減らすことだと思います。

病気それ自体がもっている「回復しようとする力」を邪魔《じゃま》するものを減らしたり、無くしたりすることが非常に重要なのです。

## ——どうやって?

その1つが、「つながり」をつくりなおすことです。「環境調整」として行われていることの多くがこれに相当するでしょう。

環境調整とは、人と人とのつながり、あるいは人とものとのつながりを調整したり、つなぎなおしたりすることです。回復には他人とのつながりがどうしても必要なのですが、心の病気は他人とのつながりを少なくさせてしまうことがあります。実際、心の病気になると、人間関係が少なくなってしまいがちです。

たとえば、「町中の人から狙《ねら》われていて、いつも監視されている」という妄想をもつ患者さんがいるとします。すると、その患者さんは部屋の窓すべてにガムテープを貼って外から見えないようにすることがあります。他者との関係を遮《さえぎ》るのです。嫉妬妄想やもの盗られ妄想をもつ患者さんも、「嫉妬」や「他者を責める」という形でしか他者とかかわることができなくなりますから、結果として他者との関係が少なくなりがちです。こうなる

## 大事なのは「回復しようとする力」を邪魔するものを減らすこと

と、まわりから孤立してしまい、治るものも治りにくくなってしまいます。

しかし、そのような状態の患者さんに対しても、根気づよく対話の試みをつづければ、少しずつ関係ができてきます。第1章でも話したように、治療者がじっくりと話を聞き取って「一緒に体験する」だけで、苦痛をやわらげる効果があることも、これに関係しています。

人と人とのつながりをつくりなおすことは、病気そのものがもっている回復する力だけでは難しく、外から援助しなければいけないことがあるのです。環境調整によって、孤立を防ぎ、本人に無理のない形で人と人との関係をつくりなおす機会をつくる。それが回復のための第一歩になります。

次に、社会を変えることです。社会が回復を阻害していることもあるからです。「発達障害」のところで話したように、社会を変えることによって本人の苦悩や、それによって引き起こされる二次障害を減らすことができます。これは、回復を阻害するものを減らすことにもつながります。

社会を変えるためには、あまりいい言葉ではありませんが、「啓蒙《けいもう》」も重要です。心の病気があること、そしてそれがどういう病気なのかを多くの人たちに知ってもらうということです。心の病気についての知識がなければ、病気の人たちが差別されることにもつながります。知識のない人たちから、「みんなしんどいんだ」とか「思春期はみんな悩むものだ」などと言われてしまい、よけいに傷ついてしまうこともあるでしょう。

だから、心の病気の患者さんがどんなことで困っていて、どんなことで苦しんでいるのか、それをわかるようにしていくことが重要です。この本がそれに役立てばうれしいです。

また、実際の社会の制度を変えることも必要になる場合があります。制度が回復を阻害していることもあるからです。法律で決まっていたり、当たり前だと思われていたりすることが、心の病気の人たちを苦しめていることがありますから、それを変えていく必要があるのです。

## ——制度が回復を邪魔してるの？

はい。たとえば、「自閉症スペクトラム」の人たちにとっては、過剰に「空気を読む」ことが要求されることが当たり前だと思われていることによって、とても生活がしづらくなっています。

不登校の人のなかには、そもそも学校そのものがその人にとって合わない制度である場合があります。毎日決まった時間に登校して、決められたカリキュラムに沿って勉強する、というのはいっけん合理的なように見えますが、誰かがつくった制度にすぎず、それがどうしても合わないという人もいるのです。学校という制度を考え直すものとして生まれたのがフリースクールです。ふつうの学校には行けなくても、フリースクールにはじょうずに適応できる人たちもいます。

また、「うつ病」のところでは、自分のつくった規則（ルール）で自分をがんじがらめにしてしまう「インクルデンツ」と、仕事量を増大させつづけて自分をがんじがらめにしてしまう「レマネンツ」の話をしました。昔は、そのように患者さん本人が自分自身で規則を増やしたり、仕事を増やしたりしていたのですが、今は本人ではなく会社の側がそれをやっているという側面があります。

たとえば、最近の会社ではいわゆる「コンプライアンス（法令順守）」が重視されるようになりました。コンプライアンスとは、法律や条例などで決められていることを厳格《げんかく》に守る、という程度の意味です。この原則にもとづいて、何か問題が起こるたびに再発防止のための新しい規則が増え、現代の労働者はたくさんの規則にどんどんがんじがらめにされています。これは現代的な「インクルデンツ」だと言えます。

——学校でもいろんな細かいルールがいっぱいあるよ。

そうですね。学校でも同じようなことが起こっているかもしれません。

また、今では「成果主義」という考え方が会社のなかに浸透していて、働く人はつねに業績を上げつづけていくことが求められています。年ごとに、前年度の業績を超えなければならない、という不可能な要求が課されていることすらあります。これが現代的な「レマネンツ」だと言えるでしょう。

そういう会社で働いていると、みんな「うつ病」になって当然です。そして、このような「コンプライアンス」の重視と「成果主義」は、「うつ病」から回復して復職しようとする人にも襲《おそ》いかかります。その結果、やはり「うつ病」の人の回復が阻害されてしまうのです。

## 心の病気の回復について考えることは社会のあり方を変えることを考えることでもある

ですから、心の病気の回復について考えるということは、僕たちの社会のあり方を変えることを考えることでもあるのです。心の病気の人たちが回復しやすい社会をつくるということは、「バリアフリー化」のひとつです。近ごろでは、身体障害の人たちに対するバリアフリー化は当たり前になってきましたね。

スロープやエレベーターがいろんな場所に設置されるようになりましたし、２０１６年に「障害者差別解消法」が成立し、障害のある人に対して不利益が生じないような措置（合理的配慮）を行うことが公共機関に対しては義務とされ、一般企業に対しては努力義務となりました。障害のある人が、バスや新幹線や飛行機などに乗りやすくなったのはその成果です（もっとも、まだ課題はたくさん残っているのですが）。

　身体障害に対するバリアフリー化は、障害者運動の長いとりくみのなかで実現されてきたものです。心の病気の場合も、当事者や支援者による働きかけが必要です。身体障害にくらべて心の病気は目に見えにくいため、さまざまな制度が壁となり、回復を阻害していることが理解されにくいところがあります。ですから、ねばりづよく交渉して少しずつ変化を起こしていくことが重要です。

「自閉症スペクトラム」のところで話した、曖昧《あいまい》な言葉や「空気」をつかって何かを指示するのではなく、明確な指示を行うこともバリアフリー化の１つです。また、「認知症」の人たちが安心して徘徊できる都市をつくることもその１つです。そして、このようなバリアフリー化は、結局のところ、心の病気ではない人たちにとってもくらしやすい社会をつくる「ノーマライゼーション」としての側面をもつことになるはずです。

最後に、差別について話します。差別をなくすことも、回復を阻害するものをなくすためにはとても重要です。

明治時代から大正時代にかけて日本の精神医療の状況を研究し、患者さんが「私宅監置《したくかんち》」というひどい状態に置かれていたのを見た呉秀三が、「わが国に十何万といる心の病気の患者さんは、この病気になったという不幸のほかに、この国に生まれたという不幸も重なって苦しんでいると言うべきである」と言ったことを、第1章で紹介しました。

その後、精神科病院がたくさんできて「私宅監置」はなくなりました。しかし、残念ながら、心の病気に対する差別はいまだに存在しています。呉秀三の発言を現代ふうに言い換えるなら、現在の心の病気の患者さんは、「病気そのものの苦しみ」に加えて、「心の病気の人たちに対して差別のある社会に生まれたという苦しみ」を背負っている、と言ってもよいでしょう。

## ——差別があると、よけいに病気が悪くなりそう。

そのとおりです。社会のなかで差別されている人たちは、心の病気を発症することが多いというデータがあります。たとえば、「統合失調症」の生涯有病率《しょうがいゆうびょうりつ》はどこの国でもだいたい0・7%だと言いましたが、移民や難民のグループではそれより高いという調査結果があります。差別を受けた人たちには、「うつ病」や「PTSD」が増えるということも知られています。いわゆる「LGBT」、なかでも「性別違和」をもつ人では自殺やそれに関連する行動が非常に多いことも知られています。

その理由は、差別それ自体によるトラウマはもちろん、移民や難民、その他のマイノリティ（少数者）は、差別などによって、人と人とのつながりを失いやすいことがあげられます。さっき話したように、つながりは病気からの回復のために重要であり、それがなくなると逆に病気になりやすいのです。

心の病気の患者さんは「この病気になったという不幸」のほかに、「この社会に生まれたという不幸」が重なって苦しんでいます。しかし、心の病気に対する差別をなくしていけば、2つ目の「不幸」はなくなっていくはずです。そして、2つめの「不幸」がなくなったときには、究極的には1つめの「不幸」も「不幸」ではなくなるはずです。心の病気であることは「不幸」でない、と言えるようになるのです。

そのためには、やはり心の病気であることが不利益につながらないような社会をつくっていくことが重要なのです。

## ――でも、すごくお金がかかるんじゃない？

社会を変える、制度を変えるためにはたしかにお金がかかります。しかし、ずっと入院していることを余儀《よぎ》なくされていた人たちや、仕事なんかできないだろうからずっと施設や家にいるしかないと思われてきた人たちでも、回復を阻害するものを減らすことによって、少しずつ自分のできることが増えていきます。それは本人の可能性をひろげるという点で本人にとって良いことであるだけでなく、トータルで見た場合、社会保障費（医療費）を減らすことにもつながります。逆に、お金がかからないようになる可能性すらあるのです。

ただし、それはどんな病気の人でもみんなが自立生活をするべきであるとか、みんなが働けるようになるべきであって、働くのが当然だ、ということではありません。今の社会は、みんなが経済的な競争をすることが当たり前になってしまっていますが、それとは別の生き方を可能にする余地を増やすことが重要でしょう。

繰り返しになりますが、心の病気をもった人は、いわゆる「健常者」から遠く離れた存在ではありません。だから、そういう人が、「マジョリティ（多数派）」の生き方ではないような仕方で生きていきやすい社会をつくることは、どの人にとっても生きやすい社会をつくることにほかならないのです。

**――心の病気の人のなかにも自分と同じ部分があるとわかると、自分とは違う人たちのことも想像できる気がする。**

そうですね。相手に自分と同じものがあるとわかると、相手のなかの自分との違いも見つけることができるようになります。その前提となるのは、僕は「知識」だと思います。「共感」のような他者への想像力は、「知識」とは正反対のもののように捉えられがちですが、「知識」がなければ他者のことについて想像することすらできません。知ることは、想像力を働かせるうえでの基盤《きばん》です。

たとえば道徳の授業では、「共感」する能力が強調されますが、それは「やさしい気持ちで人に接すればいい」という話ではないのです。ちゃんと「知識」をもったうえでないと、他者に対して想像力を働かせることはできないし、「やさしく」することもできません。「やさしい心」だけをもっていると、相模原の事件のように、「障害者のためを思って彼らを殺す」ということも起きてしまう、ということを話しましたね。

「共感」の基盤となる「知識」については、この本で話してきたようなことに加え、これまで身体障害者たちがどういう努力をして今ある権利を獲得してきたか、差別されてい

## 他者のことを想像する基盤となるのは「知識」

たLGBTの人たちがどうやって現在のような「承認」を得られるようになったのか、あるいは男性よりも「劣っている」とされていた女性たちがどのようにして参政権を獲得し、社会に進出するようになったのかという歴史を知っておくことも大事です。

## ——歴史？

日本では1985年に男女雇用機会均等法が制定されましたが、それは、これまでさまざまな形の性差別に苦しんできた女性たちの運動の歴史のうえに可能になったのです。ところが、ひとたびその法律ができてしまうと、むしろ「もう男女は平等なんだから、女性も男性と同じように働け」とか、「女性だからといって甘えるな」ということが平気で言われてしまう。歴史を見ずに今の制度だけ見ているとそういうことになり、結局、差別が残ってしまうのです。

心の病気にかんしても、以前よりはマシになったとはいえ、差別が今でも残っています。ですから、今後も、差別をなくすための地道な努力が必要です。また、これまでの精神医学の研究そのものが差別的な視点を含んでいたり、病気からの回復を阻害していたりしたことについての研究も必要になってくると思います。

# おわりに

この本では、心の病気の患者さんが実際にどんなふうに感じているのか、どんなことで困っているのかについて話してきました。ここで話したことは、もとをたどればすべてが実際の患者さんの言葉から出てきたものです。

もちろん、僕が診察した患者さんだけではありません。この本は、精神医学や臨床心理学という学問が始まって以来、いろんな医師やカウンセラーが患者さんから聞き取ってきたことを、僕自身が診察した患者さんの言葉とあわせて、僕なりにまとめてみたものです。名前をあげておくと、カール・ヤスパースさん、クルト・シュナイダーさん、フーベルトゥス・テレンバッハさん、ジークムント・フロイトさん、そしてジャック・ラカンさん。日本人では、中井久夫さんや木村敏さん、そして信田さよ子さんらの経験を大いに参照させてもらっています。

この本をまとめながらあらためて考えていたのは、「わかる」ということの重要性です。僕が研究している「精神病理学」という学問のなかでは、「わかる」ことより「わからない」ことのほうが注目されがちだったのですが、患者さんの言葉を「一緒に体験する」ような仕方で、「上から目線」ではないような仕方で「わかる」ことがもつ価値は、今いちど重要なものとして考え直されるべきものだと僕は考えています。

まわりから「よくわからない人」だと思われてしまうと、その人は孤立してしまいがちです。ときには差別にもさらされるかもしれません。そして、孤独や差別は心の病気のリスクになったり、心の病気を悪化させたりします。そんなときに、自分のことを「わかろうとしてくれる」人がいることは、回復のためにとても重要なことです。

なお、この本ではほぼ一貫して「心の病気」という言葉をつかいましたが、この言葉は専門用語では「精神疾患」や「精神障害」（mental disorder）と呼ばれているもののことを指しています（一部、表現上の都合から「（精神）障害」という言葉をつかったところもあります）。

この本をつくるにあたっては、僕の話が一方的にならないように、編集者の市川はるみさんと、京都大学医学部の学生である北田せりさんに聞き役になってもらいました。ここに感謝します。できあがった本の読者になってくれたあなたにも、心の病気の患者さんが差別や偏見なくくらせるような社会の実現にむけて、いろいろなことを考えていってほしいと思います。この本がそのための役に立つことを願ってやみません。

松本卓也

松本卓也《まつもとたくや》

1983年高知県生まれ。

高知大学医学部卒業。自治医科大学大学院医学研究科博士課程修了。博士(医学)。

現在、京都大学大学院人間・環境学研究科及び総合人間学部准教授。

著書に『創造と狂気の歴史――プラトンからドゥルーズまで』(講談社)、

『症例でわかる精神病理学』(誠信書房)、

『享楽社会論――現代ラカン派の展開』(人文書院)、

『〈つながり〉の現代思想――社会的紐帯をめぐる哲学・政治・精神分析』(共編、明石書店)、

『人はみな妄想する――ジャック・ラカンと鑑別診断の思想』(青土社)ほか。

中学生の質問箱
心の病気ってなんだろう？

発行日　2019年7月17日　初版第1刷
　　　　2022年5月20日　初版第4刷

著　者　松本卓也
編　集　山本明子
構成・編集　市川はるみ
発行者　下中美都
発行所　株式会社 平凡社
〒101-0051 東京都千代田区神田神保町3-29
電話 03-3230-6579(編集)
03-3230-6573(営業)
振替 00180-0-29639
平凡社ホームページ https://www.heibonsha.co.jp/

装幀+本文デザイン　坂川事務所
DTP　柳裕子
協力　北田せり
印刷・製本　中央精版印刷株式会社


ISBN978-4-582-83809-1
NDC分類番号493.76　四六判(18.8cm)　総ページ288
乱丁・落丁本のお取替えは直接小社読者サービス係までお送りください(送料は小社で負担します)。